Françoise Krebs

La nature nous parle, nous questionne

AF153802

Françoise Krebs

La nature nous parle, nous questionne

Éditions Vie

Imprint

Any brand names and product names mentioned in this book are subject to trademark, brand or patent protection and are trademarks or registered trademarks of their respective holders. The use of brand names, product names, common names, trade names, product descriptions etc. even without a particular marking in this work is in no way to be construed to mean that such names may be regarded as unrestricted in respect of trademark and brand protection legislation and could thus be used by anyone.

Cover image: www.ingimage.com

Publisher:
Éditions Vie
is a trademark of
Dodo Books Indian Ocean Ltd. and OmniScriptum S.R.L publishing group

120 High Road, East Finchley, London, N2 9ED, United Kingdom
Str. Armeneasca 28/1, office 1, Chisinau MD-2012, Republic of Moldova, Europe
Managing Directors: Ieva Konstantinova, Victoria Ursu
info@omniscriptum.com

Printed at: see last page
ISBN: 978-3-639-66061-6

TABLE DES MATIERES

Introduction

Les messages de ce livre ont été reçus en canalisation ; au gré de mes promenades, je percevais les endroits où les elfes, les habitants de la forêt souhaitaient me transmettre leur message. La vibration n'était pas toujours la même, mais elle était toujours amicale et sincère. Étonnamment, je ne me suis jamais assise au même emplacement bien que mes promenades se ressemblaient beaucoup. C'est un peu comme si c'était le lieu qui me sollicitait.

Ces messages sont très simples. Ils parlent de la réalité de la vie et de situations courantes. Ils ne cherchent pas à nous enfoncer, nous culpabiliser, mais à nous faire prendre conscience de la vie, de notre vie. Ils sont là pour nous faire ouvrir les yeux, ouvrir notre cœur, reconnaître notre âme. Ils peuvent être lus dans n'importe quel ordre et même plusieurs fois,

Les exercices suivant chaque message m'ont été transmis lorsque j'ai dactylographié les messages. Ce sont des indications et vous pouvez les varier à votre guise. Leur but est d'alléger, de donner des pistes concrètes de réflexion. Ne vous forcez pas, suivez votre ressenti ; un jour vous aurez envie de faire cet exercice… ou peut-être jamais. Cependant, j'ai l'intime conviction que si un exercice ne vous intéresse pas du tout ou ne vous parle pas, c'est que quelque part, il y a un blocage en vous face à ce qui va être travaillé ou peut-être même simplement un mot, une phrase qui vous dérange. Je vous suggère d'observer en vous ce qui se passe face à cet exercice.

Je mentionne de contacter *son guide intérieur* ; vous pouvez le nommer différemment, comme par exemple *votre sagesse intérieure*, *votre moi supérieur*, *votre enfant lumière. Ce qui importe est que vous vous sentiez à l'aise avec le terme.

J'ai eu beaucoup de plaisir à recevoir ces messages. Parfois, ils me semblaient très simples, mais au moment où je les dactylographiais, les relisais, je les comprenais différemment ou ils me semblaient plus intenses, plus porteurs de sens. Je suis heureuse de les partager avec vous et je vous souhaite bonne lecture et joyeuse découverte de vous.

A noter que - par simplification – la plupart des messages mentionne uniquement « il » ; ce « il » parle autant de la femme que de l'homme ; prenez-le dans le sens de **« être humain »**.

Le mot *amour* peut être remplacé par respect pour soi et pour l'autre, car c'est la première étape : apprendre à se respecter.

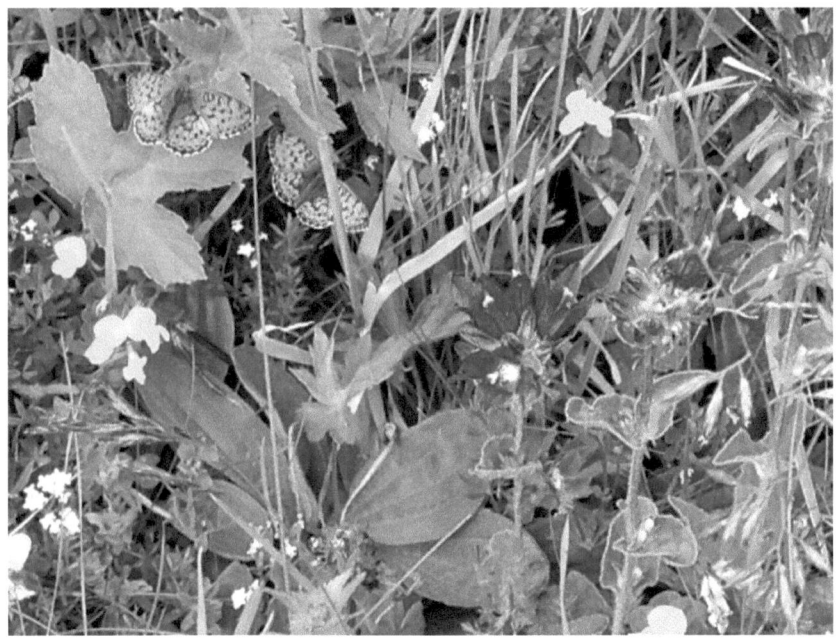

Les elfes en forêt

Nous sommes toujours là, en permanence pour vous, pour la nature, quel que soit l'état de la nature, même si elle est maltraitée ; nous sommes là pour l'accompagner, l'envelopper.

Nous ne sommes pas là pour empêcher les humains, l'homme, la femme, les enfants de faire ce qu'ils veulent à la nature, mais nous sommes là pour la nature.

La nature a son parcours, vous avez votre parcours, mais vous avez aussi des responsabilités. Ainsi, la nature est sous votre responsabilité ; même si vous n'allez jamais en forêt, auprès du lac, vous êtes néanmoins en contact avec la nature. La nature est partout : elle est l'air que vous respirez, l'eau que vous buvez, celle que vous utilisez pour les tâches ménagères ou pour vous laver. Elle est aussi la vie en vous. Où que vous vous tourniez, il y a la vie et par conséquent la nature.

L'univers a choisi de laisser le libre arbitre à chaque être et c'est pour cette raison que nous ne pouvons vous empêcher de détruire la nature ; mais sans une nature saine que deviendra votre terre ? Votre terre est aussi sous votre responsabilité et vous êtes chacun individuellement responsable de ce qu'il se passe sur terre, non pas dans le sens de la culpabilité, mais bien dans le sens d'assumer ce que vous faites. Nous ne disons pas « arrêtez », mais vous alertons et vous disons « regardez ce que vous faites et regardez les conséquences de vos actes ». Une seule bouteille PET en moins dans les déchets globaux et déjà vous avez commencé le processus inverse. Cessez de dire « oh ceci est anodin, une bouteille de verre dans les déchets globaux » ; car en agissant de la sorte, vous créez un cycle de détérioration dans l'inconscient collectif en commençant par vous-même.

La nature est le prolongement ou le commencement de vous-même. Que vous le vouliez ou non, que vous viviez à la campagne ou au cœur d'une ville, vous êtes source de la nature. Vous ne pouvez renier ceci. Certes, vous habitez parfois bien loin de la nature et de votre propre nature, mais..... revenez en vous-même, revenez à votre source et habitez votre propre demeure, votre corps. Vous découvrirez ainsi une source inépuisable d'amour et vous vous retrouverez dans votre nature profonde. Ainsi, vous pourrez à nouveau être en contact avec la nature, avec nous les elfes.

Fort nombreux sont ceux qui ne croient plus en nous, comme si nous ne faisions pas partie de vous. Pourquoi l'étincelle de vie ne serait qu'à certains endroits bien précis et non pas dans la nature, non pas autour de vous ?

Certains croient que les elfes sont des êtres de 2ème niveau (peut-être même moins); pourquoi la vie aurait-elle des niveaux de hiérarchie ?

L'humain a créé la hiérarchie pour se donner du pouvoir, pour flatter l'ego, pour être coupé de son propre moi. L'homme est Lumière, mais il l'a fondamentalement oublié. Nous sommes là comme tous les autres Etres de Lumière pour rappeler à l'humain sa source Lumineuse, pour l'aider à se reconnecter à sa source Lumineuse. L'humain a le libre arbitre et par conséquent le choix de sa vie ou de sa non vie dans la Lumière.

Vous tous êtes appelés à communiquer, à vivre dans une autre vibration, une autre optique de vie. Lâchez vos peurs ; laissez-les vous guider, reconnectez-vous à votre source divine. Certes, bien souvent, vous n'y croyez plus, mais la perte du courage trouve aussi ses racines dans vos peurs. Vous avez endossé un grand manteau de protection. De qui vous protégez-vous ? Nous pourrions vous dire qu'il ne sert à rien de vous protéger de vous-même, car vous êtes votre plus grand ami, du moins vous devriez l'être.

Donnez-vous la main, tendez-vous la main et allez à la rencontre de votre propre nature. Autorisez-vous à vous rendre dans la nature, (même s'il s'agit d'un arbre dans un parc en ville), ressourcez-vous et demandez à pouvoir entrer en contact avec nous. Ne mentalisez pas et n'attendez rien de précis. Vous recevrez de toute façon un signe, qu'il s'agisse d'un oiseau qui passe, d'une feuille qui tombe, d'un écureuil qui fait tomber un gland. Certains pourront percevoir notre présence, d'autres nous verront, d'autres encore nous entendront. Tout est important, tout est valable. Ne rejetez pas parce que vous ne nous voyez pas. Sachez simplement que nous sommes là et parlez-nous même si vous ne nous voyez pas, ne nous percevez pas, ne nous entendez pas. Assurément, nous vous entendrons. Vous constaterez qu'au fil de vos visites, un bien-être s'installera progressivement et que vous recevrez des signes à maints moments de votre vie et non pas uniquement lorsque vous serez dans la nature.

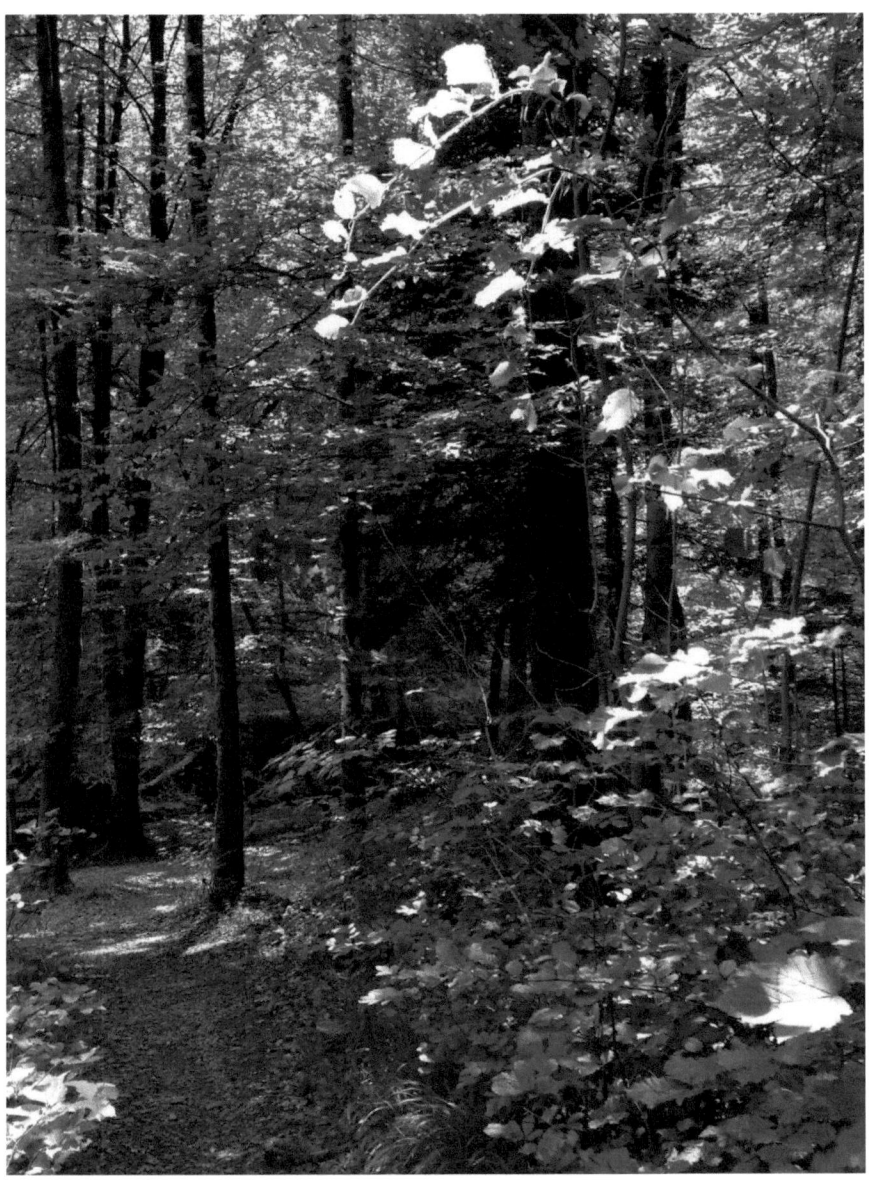

Soyez attentifs à tous moments, non pas vigilants, mais attentifs. Observez ce qu'il vous arrive, soyez présents.

Nous vous accompagnons bien plus que vous ne le pensez et sommes prêts à vous aider. Nous vous aimons, mais vous ne pouvez le sentir, car votre cœur est fermé à notre amour. Ouvrez votre cœur. Tenez-vous prêt à recevoir, non pas dans les attentes, mais dans l'ouverture du cœur, dans la tendresse, dans le partage. Nous sommes là pour vous, nous sommes là dans la nature pour la nature de vous et pour la nature.

* * * * * * * * * *

Exercice

Prenez un temps pour aller dans la forêt. Ecoutez les sons de la forêt.
Respirez consciemment en imaginant l'intérieur de vos poumons comme deux arbres *à l'envers*....
Pensez à la similitude :
- la forêt est le poumon pour l'air que nous respirons
- vos poumons apportent de l'oxygène dans tout votre corps physique.

A l'inspire vous pensez que votre corps se nourrit de l'air que vous respirez et à l'expire vous *envoyez* l'air au travers votre corps jusque dans la terre.

Faites quelques respirations, puis marchez à nouveau normalement dans la forêt, puis reprenez. Vous pouvez pratiquer ces respirations en vous arrêtant ou en marchant tranquillement.

Dans la vie quotidienne, c'est une respiration que vous pouvez utiliser pour évacuer des colères, des frustrations.

Les oiseaux dans la forêt

Nous sommes les oiseaux, nous chantons LA VIE, la joie de vivre, la joie d'être là, présents. Nous sommes constamment présents, non pas en état de vigilance – sauf par rapport à nos prédateurs – mais dans la joie, la bonne humeur, l'état d'être. Et pourtant, nos vies sont bien moins confortables que les vôtres. Tout ce que nous avons peut disparaître par une pluie violente, un vent déchaîné, un prédateur, un enfant, un adulte malveillant. Et pourtant, nous chantons.

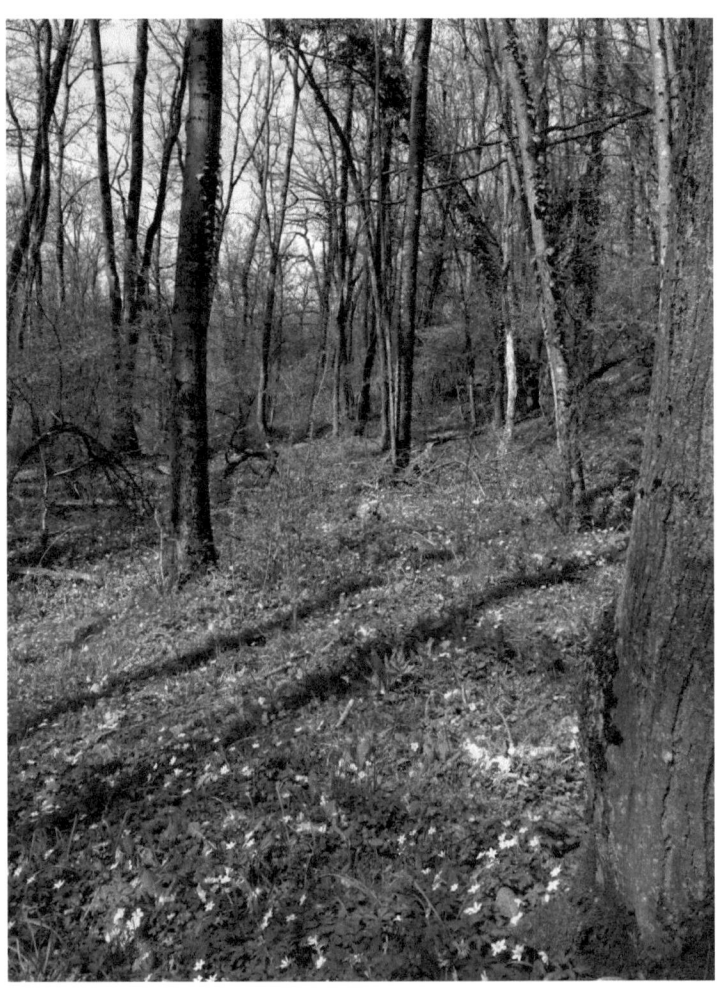

Nous chantons, car la vie est là, non pas « au bout du chemin », mais elle est là, dans l'instant présent, à la seconde présente. Nous n'attendons pas de « tout avoir » pour être heureux, pour vivre.

Avez-vous déjà prêté attention aux chants des oiseaux plus que quelques secondes ? Nous ne parlons pas des ornithologues qui eux – par moments – vont trop loin dans leur écoute, leurs recherches. Nous parlons de « tout un chacun » sur cette belle planète terre.

Ecoutez-nous avec le cœur, avec « l'âme du cœur »; pas avec le mental, mais depuis l'intérieur de vous et vous constaterez à quel point vous entrerez à nouveau en contact avec votre source, avec votre vous personnel; non pas votre personnalité qui essaie de comprendre, mais votre cœur qui s'ouvrira et entendra.

La vie est belle sur votre planète, mais vous l'oubliez bien souvent, courant après le vent, une réussite probable qui disparaîtra néanmoins un jour ou l'autre.

Pourquoi vouloir attendre d'avoir le temps pour profiter consciemment de la vie ? Quand aurez-vous le temps? Quand vous serez vieux et sourds d'avoir trop écouté de musique tonitruante ? Nous sommes le peuple des oiseaux et observons tout cela.

Il fût un temps où nous pouvions être en contact avec les êtres de la planète terre. Nous nous « entendions », nous vivions au même rythme et il y avait du respect à notre égard. Bien sûr il y a toujours eu des garnements qui détruisaient nos nids, volaient nos œufs, mais ils n'étaient pas légion et le faisaient une ou deux fois dans leur vie.

De nos jours, il y a un manque de conscience face à la destruction, face à la construction. Vous croyez, pensez que TOUT est remplaçable, que tout est renouvelable, que rien n'a d'importance. Vous attendez que tout soit presque détruit pour essayer de sauvegarder une espèce, une race.

Qu'en est-il de la réflexion ? Pourquoi ne pas réfléchir, anticiper, respecter plutôt que d'utiliser tellement d'énergie à détruire puis à réparer, sauvegarder ? Cela semble peu logique.

Etes-vous heureux de vivre ? Que manque-t-il à votre bonheur ? Croyez-vous que vous serez plus heureux lorsque vous aurez ce nouvel objet, votre nouvelle voiture, votre nouvelle maison ? Lequel vous rendra heureux ?

Avez-vous remarqué ... nous chantons lorsqu'il pleut, nous chantons tous les matins, tous les soirs et même la journée. Et pourtant, nous travaillons aussi : nous construisons nos maisons, nos nids, nous travaillons pour gagner notre nourriture, mais nous ne sommes pas perdus dans les activités de tout genre au point d'oublier nos propres vies. Nous savons que notre essence est d'être ; notre priorité est dans le *être* en toutes circonstances quel que soit le temps, le jour. Nous ne nous arrêtons jamais, mais nous vivons là maintenant auprès de vous, même si vous ne nous voyez pas.

Nous sommes auprès de vous et pourtant nous vous sentons si loin de nous. Vous nous prêtez attention quelques instants par année, habituellement surtout au printemps et ensuite vous semblez nous oublier sauf certains qui nous plaignent en hiver. Nous n'avons pas besoin de votre pitié, mais de vos pensées d'amour et parfois de nourriture. Ainsi, pensez à nous joyeusement et avec des élans d'amour. Nous sommes d'essence joyeuse, tout comme vous…..

Vivez heureux, vivez joyeux et chantez la vie, chantez votre vie comme nous chantons notre vie.

* * * * * * * * * *

Exercice

Dans la nature ou avec une musique de la nature

Ecoutez le chant des oiseaux; imprégnez-vous de ces chants, laissez-vous emmener, comme si une onde vous porte, vous enveloppe ; pensez à quelque chose d'agréable, doux pour vous : un mouvement léger comme une balancelle, etc.

Ecoutez ces chants et entendez la joie qu'ils contiennent et transmettent. Comme un soleil qui se réveille en vous, vous réchauffe…. la joie de la vie. Laissez ce ressenti vous envahir, même s'il semble très diffus…. il est là et ne demande qu'à grandir.

Quand vous sentez que cela est suffisant pour le moment, remerciez les oiseaux et vous-même pour avoir ressenti ce mouvement intérieur, cette joie en vous promettant de vous en souvenir à nouveau le plus souvent possible.

L'orage menace ; près d'un refuge

L'orage menace... avez-vous déjà observé comment la forêt, la nature, les oiseaux agissent avant que l'orage éclate ? Ils continuent de vivre, d'agir, de chanter.

Que faites-vous lorsque l'orage menace dans vos vies, dans votre travail ? Vous courez, vous agitez, vous allez en tous sens comme si cela allait arrêter le processus. Pourquoi ne pas apprendre à « suivre le mouvement de votre vie, de votre chemin », quitte à vous arrêter un instant pour respirer et vous donner un temps pour réfléchir ?

Vous semblez croire que la solution se trouve dans l'agitation et vous vous créez une urgence, une obligation, une limite temps ; vous foncez droit dans le mur ou attendez le coup, attendez la sanction pour ensuite crier à l'injustice.

Permettez que nous décantions le processus : quelqu'un, quelque chose vous contrarie, vous déplaît, vous énerve. Vous emmagasinez cette vibration de colère, de mépris, de mal-être, de rejet et vous allez de l'avant, pestant sur cette situation, attendant de vous en venger au plus vite pour montrer que vous contrôlez la situation. Il est clair qu'à ce moment-là vous ne pensez pas en terme de vengeance, mais en terme de « je vais lui montrer » ou toute locution du genre et vous foncez dans l'occupation suivante bien déterminé à la réussir mieux, à la contrôler, à la maîtriser. Et là vous tentez de tout remettre en place, de contrôler la situation présente, mais également indirectement de corriger la précédente. Ainsi, vous pensez agir sur deux pôles et en réalité n'agissez sur aucun puisque vous êtes en dissociation.

Et la nouvelle situation ne se passe pas mieux, souvent même moins bien que la première. Et vous vous en étonnez et vous vous écriez « quelle mauvaise journée, quelle mauvaise période, que se passe-t-il, pourquoi les choses, les gens sont-ils si difficiles ? »

Vous ne vous rendez pas compte que vous créez la situation difficile en voulant la contrôler, en voulant la faire entrer dans un moule. Mais au fait, dans quel moule ? Le moule de la perfection, le moule de la justice, le moule de vos idées, le moule de votre besoin de contrôler ?

Comprenez-vous que vous demandez aux choses, aux gens d'entrer dans vos processus, dans vos conceptions de vie ? Où se trouve la flexibilité, la liberté d'être dans tout cela ? Pensez-vous qu'il n'existe qu'une solution ? Pourquoi détiendriez-vous la seule vérité ? Qui a tord et qui a raison ? De quel côté de la barrière êtes-vous en ce moment ? Et dans une minute ?

Celui qui provoque l'accident, l'incident est le fautif et si ce n'est pas vous, il est épouvantable, méchant, inconscient et autre. Et si c'est vous ? Voudriez-vous des circonstances atténuantes ? Nous ne vous suggérons pas la lâcheté, la mollesse, mais la tolérance, la compassion.

Dans votre monde industrio-commercial, vous avez atteint la tolérance zéro. Tout doit être parfait, tout doit fonctionner à 200%, tout doit être disponible à tout moment, tout doit être là de façon illimitée et tout doit en même temps disparaître à l'instant précis où vous le désirez. Où ont disparu la tolérance, la flexibilité, la patience ?

L'homme n'est pas né pour faire la guerre. Cependant, nous constatons qu'il y a des situations de guerre à chaque instant, déjà dans vos vies personnelles, privées. Vous luttez contre vous-même. Vous vous levez en colère contre le réveil, le travail, le chef, le patron. Vous mangez en luttant contre les kilos, votre apparence, votre ceinture abdominale. Vous vous couchez en guerre contre le peu d'heures de sommeil qui reste et entre temps vous avez pesté contre les loisirs pour lesquels vous ne disposez pas d'assez de temps. Comment pourriez-vous être reposé, heureux, épanoui ?

La lutte est également présente dans vos amours. Est-ce le bon partenaire ? M'aime-t-il suffisamment ? Que m'apporte-t-il ? M'est-il fidèle ? Suis-je assez mince ? Assez beau? Assez ceci, assez cela ?

Vous courez après le bonheur, la jeunesse éternelle, la sécurité financière. Lorsque vous atteignez un but, vous courez déjà après l'autre, car quelque chose d'autre vous manque et après – sûr – vous serez heureux. Lorsque vous aurez cela, vous arrêterez-vous vraiment ? Quel nouveau rêve poursuivrez-vous ? Voyez-vous la spirale sans fin ?

Revenez en vous-même….. Que restera-t-il de vous lorsque vous quitterez la terre ? Vos proches auront-ils échangés avec vous ? Auront-ils vécu des partages cœur à cœur avec vous ? Ou se souviendront-ils de rencontres basées sur la peur d'échanger ou le manque de temps ?

Les enfants sont là pour vous rappeler le partage, l'amour, dans l'instant présent. Regardez-les ; profitez de réapprendre avec eux. Ecoutez les petits enfants, regardez-les jouer, vivre, s'amuser et être. Ils sont dans le moment présent à chaque instant, jusqu'au moment où les adultes leur apprennent ce qu'ils pensent être la vie: « ne te réjouis pas, tu vas être déçu », « ne joue pas à cela, tu vas te salir », « ne dis pas ceci, tu vas faire mal à papa, maman, la dame, etc. ». Et l'enfant change, s'adapte aux règles de la société. Les codes de la société sont adéquats pour autant que vous les respectiez tout en étant dans le respect de vous-même.

Vivre dans l'amour et le respect demande d'être présent et de se poser les bonnes questions, de faire face à ses questions, à ses problèmes en s'autorisant de ne pas avoir toutes les réponses tout de suite et surtout en s'autorisant une introspection et une recherche sincère.

Nous vous aimons, nous sommes auprès de vous.

* * * * * * * * * *

Exercice

Choisir une situation précise, très simple

Entrez en vous-même, demandez à votre guide intérieur de vous accompagner à prendre conscience de ce que vous souhaitez réellement dans cette situation :

- quels sont les éléments qui – selon vous – vous interdisent de choisir ce qui vous attire ?
- quelle(s) peur(s) ce choix réveille-t-il en vous ?
- qui avez-vous peur de décevoir ?

Laissez venir les autres questions ou des images vous permettant de comprendre depuis vous-même.

Puis faites un choix conscient : je vais à ce rdv, car j'ai peur de décevoir cette personne. C'est la première étape, car il est inutile d'aller au-delà de vos croyances, car cela engendre de la culpabilité.

Avec le temps, en vous questionnant fréquemment, vous arriverez à faire ce choix avant de vous engager…..

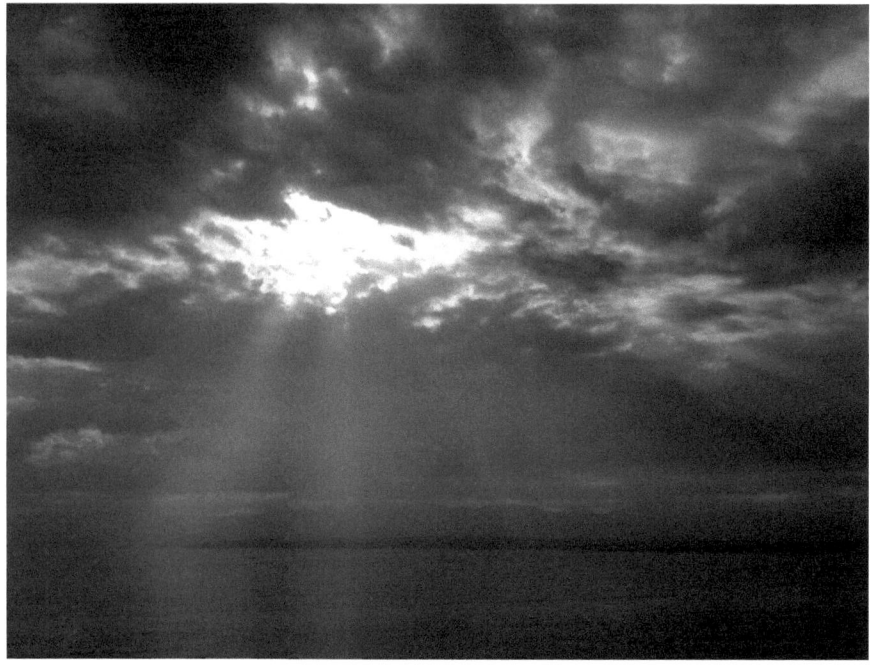

Relations de cœur

Que de tracas: « regardez vos relations de cœur », à quel point elles se situent hors de votre cœur. Avez-vous déjà observé à quel point votre mental crée des barrières ? Vous ne vivez pas dans et depuis votre cœur, mais vous bridez par votre mental. Ainsi, ce qui pourrait être doux, beau, amical, amour devient discordes, reproches, combats et .... désespoir. Tout cela est créé par votre mental observant, décortiquant, analysant, décidant, imposant pour soi-disant protéger votre émotionnel, vos peurs….

L'amour n'est pas cela. L'amour c'est accepter l'autre tel qu'il est, avec ses qualités, ses défauts, avec ses rêves, ses buts, ses passions, ses objectifs même s'ils semblent hors d'atteinte. L'amour c'est aussi vivre le moment présent, le moment de partage sans avoir peur de la séparation, sans la jalousie, sans la recherche de changer l'autre.

Qu'est-ce qu'un défaut ? Est-ce simplement faire ce que l'autre n'aimerait pas que l'on fasse ? Est-ce un défaut d'aimer le football ? Est-ce un défaut d'aimer courir, chanter, aller au cinéma, etc. ? Qui décide lorsqu'il y a excès ? Qu'est-ce qu'un excès ? Manger en excès qu'est-ce ? Est-ce simplement manger plus que l'autre ?

L'amour vous entoure, mais le voyez-vous ? L'amour est dans ce brin d'herbe, ce chant d'oiseau, ce regard que vous croisez, ce sourire qui vous est offert, cet oiseau qui s'envole à votre arrivée, cet enfant qui vous tend les bras.

L'amour devrait aussi être le regard qui se pose sur vous, votre propre regard qui se pose sur vous. Pensez-vous à vous regarder ? Pensez-vous à vous sourire, à vous aimer ? Non pas, narcissiquement, non pas au travers de la plastique de votre corps. Non simplement vous aimer pour qui vous êtes, pour ce que vous êtes avec ce que vous appelez « vos défauts », vos « travers »; vous pouvez vous aimer dès à présent. Lorsque vous avez agi d'une façon que vous n'aimez pas, aimez-vous tout de même. Lorsque vous vous êtes fâché, reconnaissez-le et aimez-vous.

Le mot clé est l'amour. Non pas l'amour du mental. L'amour du cœur, l'amour qui respecte, l'amour qui tolère, l'amour qui ne demande rien, mais qui donne sans compter, sans attendre en retour, sans analyser. Nous ne parlons pas de l'amour qui accepte en s'ignorant soi-même, nous parlons de l'amour qui donne tout en se donnant à lui-même.

Aimez l'autre, mais en vous aimant en tout premier, sinon comment pourriez-vous aimer ? Comment donner à l'autre, ce que l'on n'a pas pour soi-même ? Cela peut paraître égoïste, irréaliste.

Regardez comme un chat s'occupe de lui, prend soin de lui, ensuite, ils donnent aux autres.

Comment apprendre à s'aimer ? Nous ne pouvons vous donner une recette miracle, il faut apprendre au jour le jour. C'est un nouvel angle à trouver et cela demande des efforts, de la patience et de la persévérance. Chaque pas est important, mais le tout premier est le principal, car il donne l'impulsion, il donne l'élan puis les autres suivent et plus ils sont nombreux, plus ils deviennent aisés, naturels. Commencez dès aujourd'hui, commencez à l'instant en observant vos paroles négatives à votre égard. Cessez de vous traiter de tous les mots d'insulte à votre égard; non vous n'êtes pas idiot, stupide, lâche, méchant et autres. Vous êtes, tout simplement. Regardez-vous avec douceur, compassion. Qu'avez-vous fait pour vous juger si sévèrement ?

Dès à présent, lorsque vous vous insultez, reprenez-vous et dites-vous « je n'ai pas agi comme je l'aurais souhaité, je respecte cet acte (ou je comprends ce qui est allé faux dans cet acte) et je ferai mieux la prochaine fois ». Vous constaterez que votre fardeau s'allège, que vous êtes moins lourd. Evidemment, il faut le faire régulièrement pour ressentir cela, car vos mots de jugement ont aussi été répétés à maintes reprises, inlassablement.

Vous êtes amour. A vous de retrouver le chemin de l'amour en vous pour vous-même. Il est là et ne demande qu'à s'exprimer. Tout s'ouvre pour vous par l'amour pour vous.

* * * * * * * * * *

Exercice

Demandez à votre guide intérieur de vous aider à comprendre à quoi correspond l'Amour de soi-même; il s'agit d'un amour qui dégage de la douceur et du respect pour soi-même; il est sans jugement à son égard.

Vous pouvez d'abord « imaginer » comment vous aimez un bébé, un tout petit enfant puis vous vous visualisez comme un bébé, tel que vous étiez si vous en avez des images .... et vous aimez ce bébé, vous lui témoignez de l'amour, votre amour pour vous-même.

Progressivement, vous pouvez laisser grandir ce bébé jusqu'à ce qu'il devienne vous-même, c'est-à-dire l'adulte que vous êtes aujourd'hui. Lorsque vous sentez que vous ne pouvez plus laisser grandir l'enfant – votre enfant – vous vous arrêtez (même s'il s'agit encore d'un bébé) et vous demandez à ressentir EN VOUS cet amour afin d'intégrer ce ressenti pour que vous puissiez vous appuyer sur cet amour de vous-même pour le laisser grandir, grandir, grandir.

Les Vaches et leur « sonnailles »

Les vaches aussi vous entendent, vous perçoivent et pourraient même accueillir vos messages, vos paroles, vos joies, vos peines. Laissez-les nous vous parler.

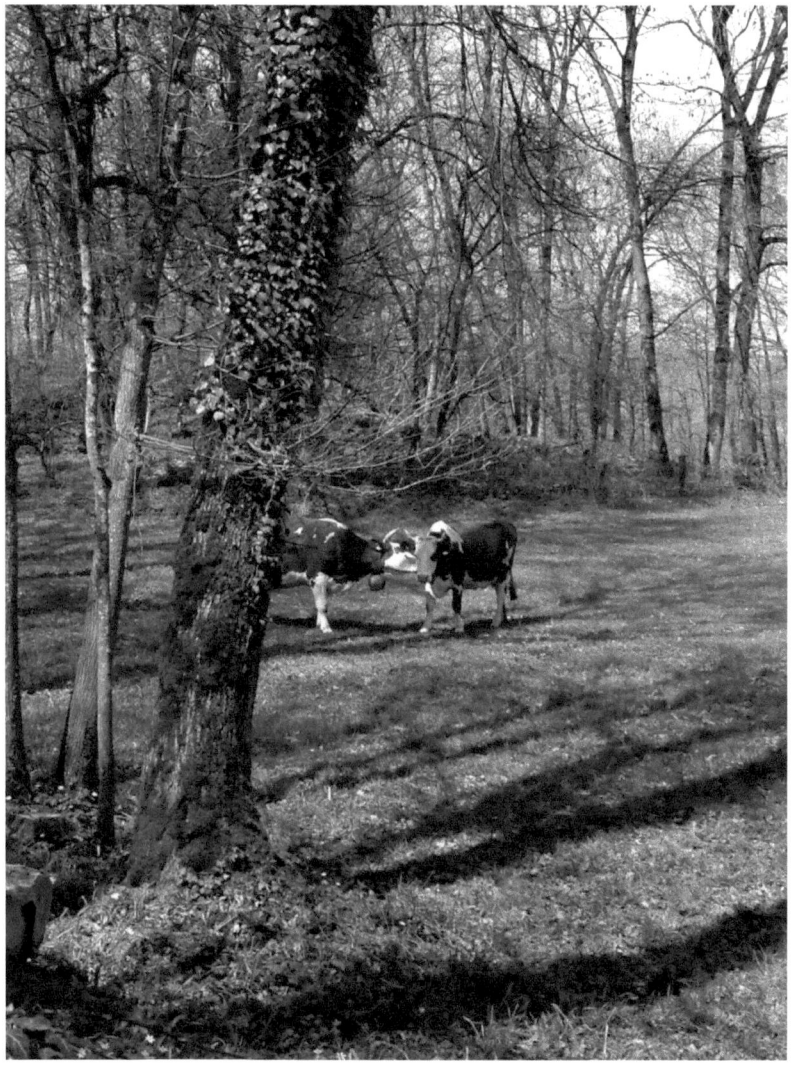

Nous les vaches paissons, ruminons, dormons, meuglons et vous fournissons du lait et de la viande. Vous croyez que ce sont là nos seuls attributs. Et bien non. Nous participons au cycle de la vie, au cycle des naissances, morts et renaissances. Nous sommes la vie, tout comme vous êtes la vie, même si vous semblez l'avoir oublié.

Avez-vous déjà observé les gestes d'une vache à l'égard de ses petits ? Avez-vous songé que la vache n'est pas heureuse que son petit soit élevé loin d'elle ? Pourquoi serait-il normal et naturel que l'on sépare une maman vache de son petit, alors que vous, humains, trouvez naturel d'être avec vos enfants même lorsqu'ils sont adultes ? Nous ne demandons pas de garder nos petits à vie, mais au moins de les avoir auprès de nous quelque temps après leur naissance.

Vous nous jugez, car nous ruminons, sommes si paisibles, si lentes. Au fait, nous ne sommes pas lentes, nous avançons à notre rythme. Savez-vous encore quel est votre rythme naturel, votre rythme personnel ? Pourquoi devriez-vous tous avoir le même rythme ? Pourquoi devriez-vous tous vous plier aux mêmes horaires décalés ? Pourquoi vous imposer cela ? Pourquoi nous imposer cela ?

Evidemment dans le travail, vous avez à respecter un rythme. Mais dans votre vie personnelle, privée, pourquoi vous imposez-vous de tels rythmes ? Pourquoi ne pas vivre à votre rythme naturel, selon vos envies personnelles ? Nous parlons de vos envies du cœur, pas de celles prenant racines dans vos frustrations, vos peurs, vos besoins de compensations. Car, reconnaissez ; beaucoup de vos envies ne sont plus naturelles, mais proviennent de ce que la société, la publicité vous encouragent à avoir. Vous ne vous respectez pas et vivez loin de vous, loin de votre cœur. Pourquoi êtes-vous si loin de vous ? Croyez-vous vraiment qu'en vivant à 200 km/h vous serez plus heureux ? Certes, vous faites beaucoup de choses ; souvent sans vous sentir comblé dans l'action…. ce sont des activités qui vous entraînent loin de vous.

Nous les vaches semblons vivre à un rythme hors du temps, bien que de plus en plus on nous impose un rythme qui ne nous correspond pas. Vous rendez-vous compte qu'à maints endroits, nous sommes comme les poules en batteries ? Vous luttez pour que les poules retrouvent un rythme de vie plus normal et – en parallèle – vous créez une situation de batterie pour nous en nommant cela *progrès technique*. On nous encourage à manger trop pour produire plus, pour se faire traire plus et soi-disant pour une même qualité de produit et de vie. Excusez-nous, mais nous ne sommes pas d'accord. Il n'y a pas progrès pour nous. Evidemment, le paysan a une amélioration provisoire et illusoire de sa qualité de vie, car pour payer tous les équipements, il faut produire plus, gagner plus et ainsi vous entrez dans un cercle vicieux encore plus marqué.

Nous ne sommes pas rétrogrades, mais voyons une globalité et non pas seulement le confort personnel à court terme. Oui, l'exploitant y gagne à court terme, mais ensuite d'autres exigences sont mises en place, d'autres règles, d'autres lois et il faut changer les équipements, les adapter, voire même les supprimer. Qui est gagnant dans tout cela ? Qui récolte les fruits ? Ni l'exploitant, ni le consommateur, ni nous les vaches. Les grands systèmes y gagnent, les gens de pouvoirs, les gens très très haut placés. Et qu'ont-ils faits pour cela ? Ils ont édicté des lois, manipulés, dirigés et vous êtes tous tombés dans le panneau.

Le cycle continue, car l'impulsion a été donnée…. Que pouvez-vous faire ? Croyez-vous que vous ne pouvez rien faire ? Cela n'est pas le cas. Vous pouvez, chacun à votre rythme, donner l'impulsion inverse.

Nous ne sommes pas idéalistes, ni utopistes; cette planète est tellement belle qu'il faut entreprendre quelque chose. Alors quand commencez-vous ? Aujourd'hui ? Demain ? Ou jamais ? L'humanité a besoin de votre engagement aujourd'hui, non pas demain, ni après-demain. Faites chaque jour un geste pour la qualité de vie sur la terre.

La prochaine fois que vous nous verrez, regardez-nous tel des animaux paisibles apportant patience, amour, sérénité. Permettez-vous de nous regarder autrement et vous serez surpris de constater à quel point cela vous permet de vous regarder vous-même de façon différente. Vous vous découvrirez sous un autre angle, un autre aspect, une autre lumière et qui sait, peut-être cela vous permettra-t-il de commencer de faire la paix avec vous-même, avec votre vie, avec votre partenaire, avec la terre entière. Car ne sous-estimez pas les étapes qui ouvrent votre cœur; un regard nouveau sur une seule chose peut apporter tellement de découvertes, ouvrir tellement de portes. La vie est si belle et si souvent vous vous la gâchez avec des rythmes sans rythme tellement tout part dans tous les sens.

Il fut un temps où dans votre corps, par votre corps vous respectiez le rythme des saisons. L'hiver permettait un certain arrêt, un certain ralentissement. Au printemps, vous redécouvriez la nature et tel l'ours ou la marmotte vous sortiez d'une certaine hibernation, pour vous réveiller à la vie, au soleil, aux pousses nouvelles des arbres, des plantes, des fleurs. Puis venait l'été, avec son explosion de joie et d'émerveillements devant les bienfaits et les cadeaux de la nature. L'automne permettait de récolter les derniers cadeaux de l'été et de se préparer, ainsi que la terre, à l'hibernation durant laquelle le rythme se ralentissait pour permettre aussi une certaine maturation, une certaine prise de conscience de ce que l'année avait été.

Désormais, vous enchaînez les mois, les saisons, sans conscience de ce que la vie vous apporte. Vous passez d'un mois à l'autre, d'une année à l'autre en pestant simplement contre le temps qui passe trop vite et qui ne vous laisse pas le temps d'accomplir tout ce que vous voudriez faire. Vous oubliez les saisons et réclamez simplement parce qu'il pleut les week-ends, parce que la neige tombe aussi sur les routes, parce qu'il ne fait pas chaud quand il neige, parce que les saisons « ne sont plus ce qu'elles étaient », parce que les tenues d'été ne peuvent pas être portées en hiver.

Retrouvez votre vraie nature. Redécouvrez vos racines. Revenez à votre source. Revenez à votre essence, à votre vrai moi. Revenez au centre de vous-même et redécouvrez votre propre rythme, votre propre essence, votre propre rythme au travers de votre corps physique.

Vous êtes aimés, mais vous ne le savez plus, car votre rythme effréné vous a comme décalé de votre centre, comme « décentré » de vous-même. Retrouvez-vous et – par la même occasion – retrouvez-nous.

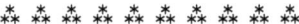

Exercice

Durant une journée, une heure ou quelques minutes : observez vos gestes, vos activités et posez-vous des questions ....

- est-ce nécessaire de me stresser pour aller faire mes courses ?
- si je me levais 10 minutes plus tôt pour avoir le temps de me préparer ?
- cette activité est-elle indispensable ?
- quelles sont les conséquences si j'annulais tel rendez-vous ?
- pourquoi je me sens obligée de voir telle personne ?
- pourquoi je n'aime pas cette partie de mon corps ?

Ensuite, lorsque vous avez fait votre choix : « je vais à ce rendez-vous », vous choisissiez consciemment, c'est-à-dire : vous conscientisez que vous aviez le choix entre dire oui ou non. Vous avez choisi le oui et vous assumez les conséquences de cet acte comme par exemple allez dormir trop tard.

Vous pouvez vous poser des questions de tout type, même pour des situations apparemment anodines (des choix alimentaires, p.ex.), le but étant d'apprendre les choix conscients et de reprendre ainsi le pouvoir sur votre rythme de vie.

Les sapins

Vous nous qualifiez de majestueux, nous les sapins. Pourtant – parmi nous – il y a des sapins rabougris, tordus, malades, malingres, tout comme chez les humains, il y a de beaux hommes, de belles femmes et d'autres moins beaux physiquement. D'où vient cette classification où « soudainement » nous nous trouvons tous dans la même catégorie ? On « lance » une idée et tout le monde l'adopte. Seriez-vous des moutons ?

Et là, nous retombons sur une appréciation globale. Pourquoi êtes-vous moutons si vous suivez tous le même mouvement ? Etes-vous sûrs que les moutons suivent réellement aveuglément le mouvement ? Qui a décrété cela ? Les moutons sont-ils réellement ainsi ? Les sapins sont-ils réellement majestueux ? Et les loups méchants ?

Que d'idées se véhiculent ainsi, comme s'il fallait que tout le monde pense, agisse, parle et pense de la même façon. Avez-vous remarqué les modes par rapport au langage ? Il faut être branché, il faut savoir ce que tel mot sous-entendant et surtout il faut le dire, l'utiliser pour paraître jeune, à la mode, dans le vent. Mais au fait « dans le vent » ne fait plus branché. Chacun adopte donc au plus vite les nouveaux mots à la mode même si la signification semble peu claire. Peu importe, pourvu que l'on soit dans le coup. Mais déjà, il faut changer de vocable, car déjà on est dépassé. Au plus vite, débarrassons-nous de ces anciens mots à la mode et repartons à la conquête des nouveaux mots qui – bien souvent – ne sont qu'une déformation de l'ancien.

Nous vous regardons agir, parler, courir, utilisant des mots, des phrases qui deviennent de plus en plus vides de sens. Non pas que vous ne soyez pas instruits, non, non vous êtes instruits, mais cela fait trop bien d'être instruits, éduqués; alors vous reniez tout cela et vous apprenez le vocabulaire qui – selon vous – vous permettra de passer inaperçu, de vous couler dans la masse. Mais quelle masse ? Celle de ceux qui – comme vous – suivent une tendance pensant que celle-là, cette fois-ci, c'est la bonne ? Alors, ils foncent pour paraître comme les autres qui eux aussi font un effort pour paraître comme les autres et ainsi de suite. Et, finalement, chacun renie sa source, son être profond pour ressembler à ceux qui se renient, pour ressembler aux autres qui eux-mêmes, etc., etc.. Voyez-vous le scénario ?

Pourquoi y êtes-vous entrés ? Pourquoi êtes-vous si solidaires pour vous rendre malheureux ?

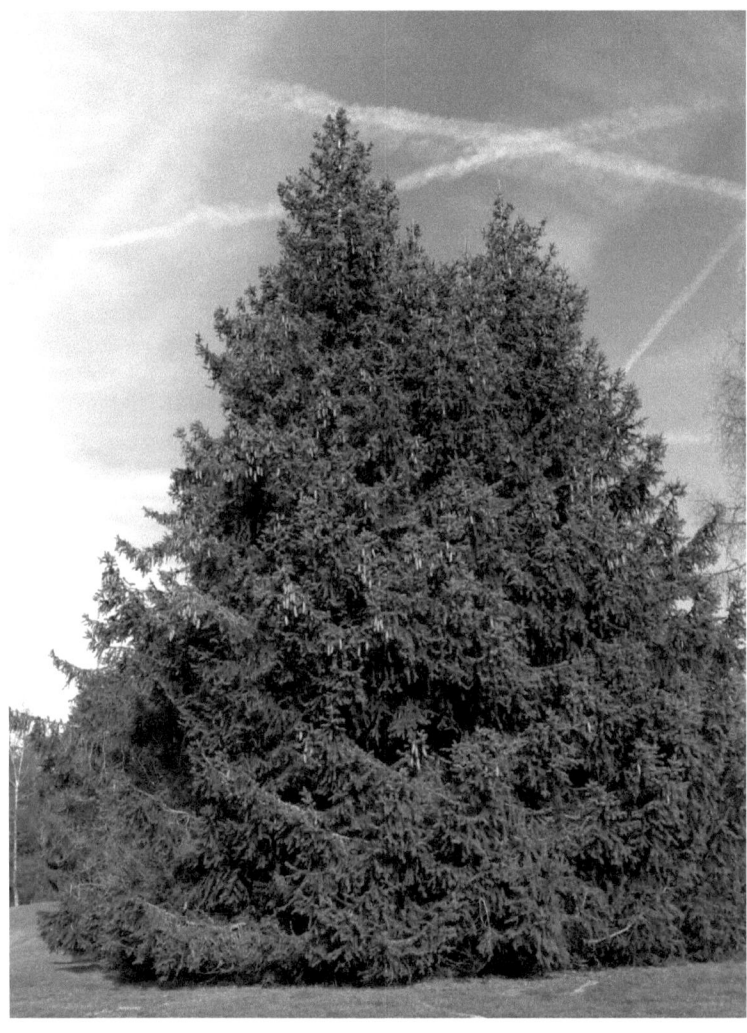

Ecoutez la « vibration » des mots à la mode. Nous n'allons pas les citer, mais comparez-les à des mots comme « amour », « paix », « charité », « joie », « bonheur »..... Certains les utilisent même en ajoutant des mots à connotation lourde : la paix impossible, l'amour fou, le bonheur perdu, la rage de vivre, etc.

Essayez, ne serait-ce qu'un jour, une heure, une minute de vous écouter et de corriger le mot, le verbe ; de les remplacer par des mots de paix, d'amour, de joie. Non pas en pensant que cela est irréalisable, inutile, stupide. Non, en partant de votre cœur. Faites-vous ce cadeau, ce cadeau inestimable, ce cadeau de retrouvailles.

Imaginez, ressentez, comment vous nous regarderiez si – dans votre esprit, votre mental – nous n'étions pas d'office qualifié de « majestueux ». Nous verriez-vous aussi beaux ? Aussi élancés ? Aussi forts ? Et pourtant, même si nous sommes « tout cela », d'autres arbres le sont, d'autres choses le sont. Arrivez-vous à vous rendre compte à quel point une idée de base change votre appréciation, induit un jugement ?

Si vous utilisez ces mots lourds en vous faisant croire qu'ils ne signifient pas vraiment cela, nous pouvons vous assurer que « vibratoirement », ils ont un impact. Ainsi même si vous vous faites croire qu'un gros mot est banal, il alourdit néanmoins l'atmosphère en vous et tout autour de vous.

Pourquoi vous sentez-vous mieux à certains endroits, en certains lieux ? Pensez-vous que cela est par hasard ? Il n'y a pas besoin d'aller dans des lieux reconnus à « hauts dégagements positifs » pour sentir cela. Ouvrez simplement votre cœur, vos perceptions et vous constaterez qu'à maints moments vous sentez cette différence. Pourquoi pensez-vous que certaines personnes vous attirent ? C'est parce que ces personnes ne se complaisent pas dans la lourdeur, la pesanteur de certains schémas.

Fréquemment, vous « partez » dans le mental et ainsi vous vous coupez de tout. Vos hauts lieux « reconnus » sont trop visités et du coup ils perdent de leur qualité, comme « dépossédés » par les êtres qui courent après le sensationnel et veulent à tout prix voir, sentir, tester. Et ainsi, ils vont pomper des énergies, mais les attitudes quotidiennes ne changent pas. Nous ne déconseillons pas ces lieux ; nous disons « vivez les en conscience ». Ressourcez-vous en conscience dans ces lieux en occupant votre mental en le guidant à se nourrir également (par exemple : en nommant intérieurement vos ressentis).

La forêt est source d'émerveillement, d'enrichissement intérieur, mais laissez vos schémas de côté et soyez comme un enfant admirant la nature.

La nature est belle, elle vous apporte énormément ; accueillez ses cadeaux, appréciez-les en conscience, non comme un dû.

Pensez-vous parfois à déguster – non pas de la nourriture – mais un moment de silence, de joie, un moment de bonheur, d'amour ? Souvent, dans ces moments-là, vous êtes déjà à vous demander s'il durera, s'il se reproduira, s'il y aura une suite. Du coup, vous n'appréciez pas, vous ne dégustez pas ce moment et très vite vous vous retrouvez frustré et malheureux que cela soit terminé. Que faites-vous pour stopper ce processus ? Tout est entre vos mains. Tout est là, à votre disposition.

Nous les sapins, vous attendons aussi. Nous aimerions que vous déposiez un regard neuf sur nous. Qui sommes-nous ? Comment sommes-nous ? Non, nous ne sommes pas une copie conforme de l'autre, tout comme vous n'êtes pas comme votre père, pas comme votre mère, même si vous leur ressemblez physiquement ou dans certaines attitudes. Vous êtes une personne à part entière qui doit apprendre à s'individualiser et à se reconnaître elle-même. Etonnamment, vous êtes individualistes, mais vous n'êtes pas encore vous-même à part entière. C'est comme si vous vouliez rester dans l'autre, tout en luttant pour être libre.

Redevenez vous-même ; exercez-vous en nous voyant séparément l'un de l'autre même si nous nous ressemblons. Chacun de nous est unique et vous ne pouvez pas nous mettre « tous ensemble » dans le même paquet, tout comme vous ne pouvez pas considérer tous les hommes identiques ou toutes les femmes pareilles.

Reprenez votre identité, reprenez votre vie, un peu comme vous pouvez nous reconnaître individuellement. Cela peut paraître sans importance, de nous considérer tous identiques, mais au moment où vous accepterez de voir nos différences, vous arriverez à mieux reconnaître qui vous êtes et ainsi reconnaître vos qualités, vos fragilités en tant qu'être unique. Car vous aussi êtes un être unique. Vous n'êtes pas le fils de, la fille de, la femme de, le mari de, mais vous êtes vous dans votre essence première, dans votre être fondamental. Oui, vous avez dû avoir des parents pour venir sur ce plan, mais ils ne sont pas vous et vous n'êtes pas eux. Vous n'êtes pas réellement leur chair, comme cela se dit souvent, mais simplement, ils ont été les êtres vous permettant de venir sur terre. Ne les rejetez pas, respectez-le et aimez-vous en premier, en priorité en tant qu'être libre, entier, dissocié d'eux, tels des êtres qui se respectent mais qui n'ont pas de compte à rendre, qui n'ont pas à justifier le droit d'être là, le droit de vivre.

Aimez-vous comme nous vous aimons. Aimez-vous vous-même comme nous nous aimons nous-mêmes et la paix reviendra sur terre et vous serez dans la sérénité et l'amour de vous pour vous et pour nous.

* * * * * * * * * *

Exercice

Si possible dans la forêt

Laissez-vous « imprégner » de la forêt, sentez sa vibration (odeur, mouvements…), sa vibration globale. Ressentez cette vibration en vous, respirez cette vibration en vous, laissez votre respiration « se faire ».

Lorsque vous vous sentez respirer avec la forêt, demandez de ressentir spécifiquement un arbre, sentez comment il vibre, comment il respire en ressentant cela dans votre respiration, dans votre vibration. Prêtez attention comment vous vous sentez dans votre corps.

Puis faites de même avec un autre arbre…… un autre …..

Vous pouvez ressentir l'impression que tel arbre « respire » plus dans le côté gauche, dans le côté droit, dans la « cime », etc., observez si vous faites de même dans votre propre corps…. et rééquilibrez votre propre respiration.

Ne mentalisez pas.

Lorsque vous décidez d'arrêter, percevez à nouveau la globalité de la vibration de la forêt.

Et vous vous éloignez progressivement de la forêt pour retrouver votre propre respiration, votre propre vibration.

L'eau .... vers la cascade

Cascade de rires, cascade de pleurs, cascade d'eau. Le même mot pour des situations fort différentes et en même temps « pareilles » puisque toutes se réfèrent à la vie, à votre vie, à la vie de votre planète.

Souvent vous vous repliez sur vous-même, sur les préoccupations de votre vie en oubliant votre globalité. Votre globalité s'inscrit dans un tout, dans une généralité de vous-même et non pas uniquement sur la façon dont vous vous sentez en cet instant. Le chagrin, la peine est intense, mais en oubliant votre globalité, tout s'intensifie. Vous êtes un tout. Vous n'êtes pas cet événement, ce chagrin, cette peine, cette déception; vous êtes beaucoup plus que cela : vous êtes une globalité.

Qu'est-ce qu'être une globalité ? C'est être tout ce que vous êtes, être vous-même, votre bras, votre main, votre tête, votre âme, votre corps, dans son entièreté ; pas uniquement « l'extérieur », mais votre corps intérieur, votre corps extérieur. C'est aussi être « qui vous êtes » avec vos comportements, vos chagrins, vos peines, vos joies. Avez-vous remarqué à quelle rapidité une joie est oubliée ? A quelle rapidité vous en demandez plus, sans vous remercier de l'avoir vécue, ne vous rendant pas compte du nombre de vos joies, alors que vos peines, vos chagrins, vos contrariétés restent longtemps présents en vous.

Etre dans sa globalité, c'est être toujours ce tout, sans séparer les peines des joies. Elles font partie de la même chose, elles font partie de votre vie, de votre joie de vivre. Cela peut paraître étonnant que les peines fassent partie de la joie de vivre, mais sinon comment comprendre ce qu'est une peine ? Une peine est quelque chose qui « contrarie » la joie de vivre, qui se place à l'opposé de la joie de vivre. Les attentes sont à la base des peines, car l'événement n'est pas allé, ne s'est pas déroulé selon les attentes.

Les attentes sont beaucoup plus nombreuses que vous ne l'imaginez : attente du bonheur, de la joie, de la paix, du jour J. A force d'attentes vous oubliez de vivre, car attendez l'événement qui va vous permettre d'arriver au bonheur. Ceci vous amène à oublier votre vie, à attendre la suite des événements, la suite du parcours de votre vie alors que votre vie est déjà là, dans l'ici et le maintenant. La vie vous apporte une multitude de petites joies, de beaux moments, de petites peines, de petits chagrins. En restant focalisé sur vos déceptions – reflet de ce qui s'est déroulé différemment de vos attentes – vous minimisez l'intensité de vos joies les trouvant normales.

Avez-vous observé qu'au sein d'une peine, il y a fréquemment des moments de joie ? Or, comme le résultat final n'est pas conforme à vos attentes, tout est *classé* comme déception.

Dans votre vie quotidienne, en oubliant votre globalité, vous oubliez votre tout et vous vous focalisez sur une partie de vous-même, sur une parcelle de vous-même alors que vous êtes un tout, une globalité.

Avez-vous regardé comment l'eau s'écoule ? Elle file, va de l'avant. Cela est bien visible dans un ruisseau, un fleuve, une cascade, un lac. L'eau n'est pas immobile dans une mer, un océan; elle vibre,*bouge* à chaque instant ; s'y ajoute le mouvement des marées.

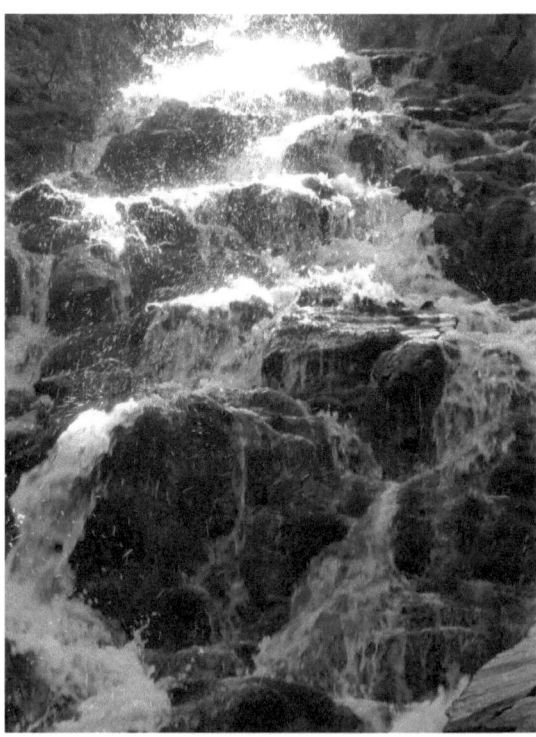

Votre corps vibre, votre âme vibre. Les vibrations de votre corps ne sont pas uniquement les vibrations d'émotions, les pulsions amoureuses ; il s'agit des vibrations permettant la vie de chaque cellule de votre corps. Chacune de vos cellules a sa vie propre et elles sont des milliards de milliards. Vos cellules vibrent, vivent, meurent et vous ne sentez pratiquement rien de tout cela, car vous ignorez bien souvent le fonctionnement de votre corps. Fréquemment, vous prêtez attention à votre corps uniquement lorsque vous souffrez. Admirer votre corps en le trouvant beau ne signifie pas le reconnaître.

Reconnaître que votre corps existe, c'est sentir qu'il vibre, qu'il est là et qu'il fonctionne même si son rythme n'est pas respecté. Votre corps n'est pas votre ennemi, ni un instrument à dompter. Votre corps est votre ami, il accueille votre âme, il est le « réceptacle » de votre âme. Quels soins lui apportez-vous ? Quels soins intérieurs et extérieurs apportez-vous à votre corps ? Ce repas pris en vitesse dans les tensions, la mauvaise humeur, les frustrations ; est-il tout ce que vous pouvez apporter à votre corps ? Pourquoi ne pas prendre deux minutes pour éliminer ces tensions, ce stress, pour ensuite prendre le temps de déguster un vrai et bon repas ? Cette course s'arrête de toute façon un jour et le temps que vous devez prendre pour courir chez le médecin, le physio, le rebouteux, le kiné est aussi du temps. Loin de nous l'idée de recommander de ne plus aller chez les médecins de tous genres, mais lorsqu'ils ne sont là que pour réparer ce que vous vous appliquez aussitôt à déséquilibrer, cela est regrettable. Dès ce moment-là, ils ne servent qu'à vous remettre en marche pour que vous continuiez votre fuite en avant. Jusqu'à quand ?

Evidemment, nous parlons de façon générale et certains d'entre vous ont déjà pris partiellement conscience ou ont déjà changé leur mode de vie, mais admettez, beaucoup sont encore en train de courir après leur vie, après le temps qui passe, après ce peu de temps disponible.

Si vous avez déjà changé, laissez les autres courir, n'essayez pas de les retenir, ils ne se laisseront pas faire. Observez-les et parlez-leur lorsque le moment sera venu, mais sans moralisation; parlez depuis votre cœur, depuis votre vécu. Il ne sert à rien de brusquer l'autre. Chacun apprend à son rythme, selon son désir, selon son souhait; il n'est pas respectueux de vouloir forcer, contraindre. Bien sûr, il est triste de regarder l'autre foncer dans un mur, mais rassurez-vous chacun est aimé, chacun est protégé dans la mesure de ce qu'il choisit de vivre. Souvenez-vous, vous avez choisi de venir vivre de multiples expériences au cours de votre vie et votre vie ne se résume pas à l'expérience du moment. Votre vie est plus vaste, plus large, plus magnifique. A quoi rimerait votre vie si elle se résumait au vécu de cette minute ?

Vivez votre vie dans sa globalité, dans vos diverses expériences, sans vous juger, sans penser que cela « commence à bien faire »; sans vouloir « arriver au but ».

Quel est le but de votre vie ? Avez-vous un but dans votre vie ? Faut-il un but dans sa vie ? Là aussi, la réponse est : « la globalité ». Quelle est votre globalité ? Quel est votre but dans votre globalité ? Il y a un but général formé de nombreux buts, comme il y a une expérience globale : votre vie sur ce plan, formée de nombreuses expériences dont celle du moment tout en restant une globalité vivant une expérience globale. Ceci peut vous donner une autre vision de votre globalité.

Nous pouvons aller plus loin : vous êtes une globalité faisant partie d'une globalité; p.ex. avec vos collègues vous formez une globalité faisant partie de la globalité de l'entreprise qui elle-même fait partie de la globalité économique qui elle-même fait partie de ... Vous pouvez même détailler ces globalités : la globalité économique de la région qui elle-même fait partie de la globalité du canton, qui fait partie de la globalité du pays, etc.

Voyez-vous à quel point tout est inter-relié ? Tout fait partie du tout, tout fait partie de la globalité. Et vous êtes une globalité de cette globalité. Vous inter-réagissez sur tout, avec tout. Votre mauvaise humeur, votre joie, votre amour agissent sur tout, interagissent avec tout. N'est-ce pas merveilleux ? En même temps, cela vous démontre votre responsabilité au sein du tout, au sein de la globalité. Vous êtes responsable du tout, de la globalité depuis votre globalité.

Prenez-en conscience et vivez en paix dans votre globalité. Le but n'est pas de vous donner une responsabilité de plus. Notre souhait est de vous accompagner à prendre conscience que vous participez au tout dans votre globalité. Il ne sert à rien de râler, rouspéter. Prenez votre vie en mains dans sa globalité. Vivez votre vie dans sa globalité. Vous n'êtes pas responsable des décisions des riches et puissants, mais vous êtes responsable de vous-même et de votre globalité. Dans ce contexte, vos agissements, vos pensées s'inscrivent dans ce tout ; les pensées de mécontentement, de colère s'inscrivent dans l'énergie de ce tout et alourdissent la globalité.

L'amour, la paix, la joie de vivre, la satisfaction face aux petits événements de la vie s'inscrivent aussi dans cette globalité; ces pensées-là allègent la globalité dont vous faites partie. Percevez-vous mieux maintenant votre responsabilité dans cette globalité ?

Nous vous aimons dans votre globalité globale; nous vous aimons tel que vous êtes dans votre globalité, ne rejetant rien de vous, ne reniant rien de vous. Faites en autant pour vous-même dans votre globalité d'être.

* * * * * * * * * *

Exercice

Commencez par ressentir votre corps extérieur; percevez le tissu sur votre peau, l'air sur votre peau.

Essayez de ressentir vos poils, votre cuir chevelu ; percevez, imaginez comment les cheveux sont implantés sur votre tête. Lorsque vous sentez tout l'extérieur de votre corps....

Tournez votre « regard » à l'intérieur de votre corps ; percevez, imaginez vos organes, vos muscles, votre cœur qui bat; essayez de visualiser les liquides qui circulent dans votre corps. Voyagez dans votre corps à la découverte de nouvelles perceptions.

Ravivez le ressenti extérieur de votre corps s'il s'est atténué durant le ressenti intérieur et essayez de percevoir l'intérieur et l'extérieur de votre corps. Laissez-les s'harmoniser, demandez-leur de s'harmoniser et prenez conscience qu'ils forment un tout, qu'ils fonctionnent, vivent, vibrent toujours ensemble, même lorsque vous les considérez dissociés.

La Clairière

Vous êtes-vous déjà demandé pourquoi – à un endroit précis – il y a une clairière ? Qu'est-ce qu'une clairière ?

C'est un endroit où – tout à coup – il y a moins d'arbres ou plus du tout d'arbre d'un côté. C'est un lieu où la forêt respire. Non pas qu'ailleurs elle ne respire pas, mais à cet endroit-là, il y a comme un poumon supplémentaire pour l'échange entre le haut et le bas, entre la terre et le ciel, non pas que le bas ait moins de valeur que le haut. Vous avez tendance à croire que le bas à moins de valeur que le haut, comme si vos pieds avaient moins de valeur que votre tête. Le bas est indispensable pour que le haut existe. Que serait le haut si le bas n'existait pas ? Il faudrait qu'il devienne le bas ? La base est indispensable. Or vous avez tendance à penser que le bas, donc la base, va de soi et que – par conséquent – il peut être oublié. Le bas est fondamental.

Une autre tendance est d'associer le bas aux mauvaises habitudes, à tout ce qui n'est pas bien. Pourquoi en serait-il ainsi ?

Le bas est la base.

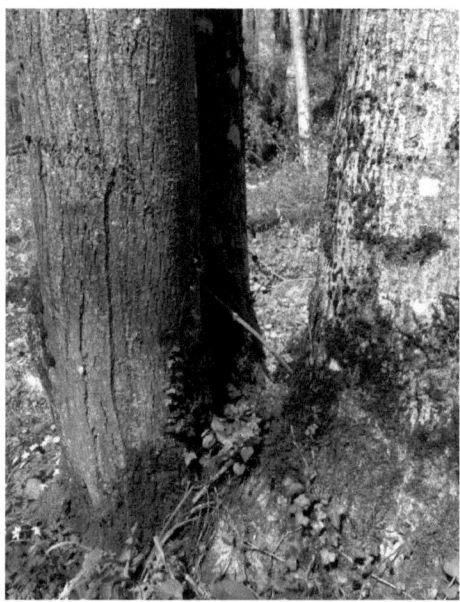

Si vous considérez un arbre, son tronc, ses racines sont « son bas ». Que serait son « haut » – sa cime, ses branches – s'il n'avait pas sa base, son « bas » ? Et vous pouvez continuer ainsi pour tout ce qui vit sur terre et vous constaterez que – dans tous les cas – le bas est fondamental : pour votre corps, une maison, un château, une fleur, une voiture, etc.

Nous vous invitons à réfléchir à cela dans les jours à venir, afin de vous rendre compte à quel point tout est dans le tout, le bas comme le haut. Que serait la terre, la planète terre, sans le cosmos ? Que seriez-vous sans vos jambes ? Que serait votre vie sans votre globalité ? Tout est en tout.

Regardez : une minuscule graine est la base d'un chêne puissant et solide. Vous êtes une particule de lumière….. une graine plus ou moins développée, une jeune pousse, un jeune arbre, un arbre « centenaire ». Qu'importe d'ailleurs le niveau de votre développement, ce qui compte c'est qu'il y ait développement. Il n'y a pas à vous juger. La graine du chêne ne se juge pas, elle se développe à son rythme, sans chercher à concurrencer l'autre graine de chêne, sans se comparer à l'autre graine de chêne. Elle est et elle croît. Elle sait que tous les terrains ne sont pas égaux, elle sait que même à quelques mètres, quelques centimètres le terrain est différent. Elle accepte sa croissance, sans questionnement, sans sentiment d'injustice; elle a la foi.

Ce n'est qu'une graine ? Pourtant vous « fonctionnez » comme elle, elle « fonctionne » comme vous. Certes vous être humain avez une âme. Qui dit qu'une graine ne peut pas avoir une conscience, une présence ? L'idée vous semble trop absurde ?

Conservez l'idée de la graine et comparez vos développements…… Vous n'êtes pas tous dans le même terrain. Vous n'avez pas tous le même vécu; pourquoi vous développeriez-vous de façon identique ?

Avez-vous observé que vous acceptez de moins en moins l'idée que les bébés et les tout-petits se développent à leur rythme ? A la naissance, il est encore admis qu'ils n'aient pas tous le même poids, la même grandeur, mais tous devraient marcher à un an, parler à 2, éventuellement 3, etc. Il fût un temps où vous compreniez que le bébé se développe à son rythme ; puis les comparaisons sont entrées dans la danse. Maintenant, les parents ne sont plus considérés comme de bons parents si leurs petits ne se révèlent pas des génies. Tous devraient être précoces. Précoces par rapport à quoi ? Des normes humaines ? Des normes fixées par qui, quand, comment ?

Certains mouvements se rendent compte de la situation, mais ils dérangent, déstabilisent et surtout font peur. Ainsi on les qualifie de marginaux, de spéciaux ou carrément on explique que leurs enfants sont attardés, raison pour laquelle ils choisissent une autre voie.

Tous les enfants sont des génies, car ils apportent la vie, la joie de vivre, mais ce ne sont pas leurs exploits qui devraient les qualifier de génies. La course à l'intelligence est ouverte, mais une intelligence apprise, éduquée, forcée au détriment de l'intelligence du cœur.

Vos « petits amours » naissent pour vous apporter une nouvelle lumière; non pas pour emmagasiner et devenir des singes savants. Combien d'entre vous veulent « montrer » à tonton, tata, marraine, parrain, tout ce que ce cher petit a appris ? L'enfant perçoit que pour plaire à maman, papa, il y a à « performer », être à la hauteur. (Voyez cette image aussi pour vous lorsque vous étiez enfant).

Cela ne signifie pas qu'il ne faut rien demander aux enfants et qu'il ne faut pas les instruire, mais il y a à changer la vibration. Demandez-leur d'apprendre pour eux, par amour pour eux et non par amour pour vous. L'amour ne doit pas être « gagné ». Vous l'aimez toujours quoi qu'il fasse, quoi qu'il dise ; en revanche, vous désapprouver l'action, la parole inadéquate, mais pas sa globalité. Il n'y a pas de rejet lorsqu'il ne sait pas. Il n'y a pas de « je t'aime » parce qu'il a su répondre à la question ou montrer qu'il savait. Vous le félicitez dans le sens de « je te félicite » et non pas dans « je suis fier de toi » (observez la différence en vous).

Bien sûr, c'est un énorme défi, car pour arriver à cela il faut le faire pour vous-même à votre égard : vous aimer en toutes circonstances et non pas à cause de la promotion, de la réussite. Vous aimer même si vous n'avez pas la promotion, même si vous répondez faux ou n'avez pas atteint votre objectif. Vous aimer en toutes circonstances et nous dirions surtout lorsque vous considérez avoir agi de façon inadéquate. Si vous l'avez fait, c'est que vous le ressentiez ainsi. Que l'autre l'ait perçu autrement, ne vous met nullement en cause. Vous êtes vous en toutes circonstances quel que soit l'opinion de l'autre à votre égard. L'autre n'a pas le pouvoir sur la façon dont vous vous aimez. Vous seul détenez le pouvoir de vous aimer, de vous respecter. Pourquoi l'opinion de l'autre serait-il plus important que le vôtre ? C'est une façon de donner le pouvoir à l'autre sur qui vous êtes. Personne ne peut vous enlever ce pouvoir sauf si vous le donnez à l'autre.

Il est clair qu'enfant, vous n'aviez pas la faculté de vous poser cette question. Vous étiez en plein développement et vos parents vous guidaient de façon plus ou moins flexible. Maintenant, vous êtes adulte et vous avez le droit de remettre en cause ce que vous avez appris, ce que l'on vous a dit, ce que vos parents vous ont inculqué. Vos parents vous ont appris ce que leurs parents leur avaient appris en l'adaptant selon leurs convictions, parfois sans aucune remise en cause, parfois en rejetant tout, parfois en faisant de réels choix.

Vous pouvez tout questionner, tout revoir par vos propres ressentis et surtout au travers de vos choix de vie. Personne n'a l'obligation de faire ce que les parents attendent d'eux. Chacun a le choix, le droit de vivre sa propre vie, selon ses propres schémas, mais il ne suffit pas de simplement rejeter les anciens schémas ; ils sont à être observés, analysés afin de décider ce que chacun d'eux a de bon pour vous. Parfois un schéma doit simplement changer de vibration, être vu différemment; p.ex. être poli, non par obligation, mais par respect et amour de soi-même et de l'autre. Seul l'angle, la perception changent ; mais le comportement reste le même, mais dans l'amour et le respect et ainsi vous sortez de la soumission vibratoire.

Vous constaterez qu'en observant consciemment vos obligations et vos schémas et en changeant l'angle, vous serez rapidement beaucoup plus léger, plus heureux, plus serein, plus libre. Vous lâcherez des colères, des rancunes, des obligations et vous vivrez dans l'amour de votre vie, de vous-même, de l'autre, des autres. Il est clair que cela ne peut se produire en une seconde, mais donnez-vous la chance d'essayer et vous serez surpris de constater à quel point votre entourage, mais surtout vous-même, changerez. Les gens seront plus détendus, plus souriants, car vous ne serez plus dans la rigidité des obligations, des schémas. Vous serez de plus en plus dans l'énergie du cœur et les autres le sentiront, ils vous rendront la pareille presque automatiquement, presque sans s'en rendre compte. Essayez, vous serez conquis.

* * * * * * * * * *

Exercice 1

Visualisez un arbre, ses branches, ses feuilles ; prenez conscience que l'arbre est un peu comme votre propre corps. Ressentez en vous le branchage en sentant votre corps vibrer à l'intérieur comme à l'extérieur.

Observez si une partie de « votre » arbre est moins développée que l'autre partie (gauche – droite par exemple).

Prenez conscience que l'arbre continue « au dessous » de la terre; il a des racines qui s'étendent plus ou moins profondément. Ressentez que ces racines sont aussi reliées à la Lumière, tout comme vos pieds ont des racines qui se prolongent jusqu'à la Lumière du centre du cristal de la Terre.

Vibrez avec les racines de l'arbre, prenez conscience à quel point vos pieds vous portent, vous emmènent où vous voulez sur terre.

Lorsque vous sentez que la vibration ne peut pas aller « plus loin », demandez à votre guide intérieur de vous aider à intégrer cette prise de conscience et remerciez l'arbre.

* * * * * * * * * *

Exercice 2

Visualisez une situation, un moment où l'opinion de l'autre vous a fait douter de ce que vous pensiez, ce que vous ressentiez. Laisser la scène se dérouler.... Qu'a ressenti votre corps, votre personnalité de suivre l'idée, l'opinion de l'autre au point de vous renier ?

Laissez la situation se dérouler, puis accueillez le fait de ne pas avoir osé être qui vous êtes. Respectez la prise de position de l'autre comme lui appartenant, mais ne mettant pas en cause ce que vous pensez.

Puis demandez à votre guide intérieur de vous permettre de prendre conscience de ce qui se serait passé si vous vous étiez autorisé à continuer de penser ce que vous pensiez; la personne vous aurait-elle moins aimé ?

Demandez ensuite d'intégrer cette leçon pour pouvoir vivre différemment une autre fois.

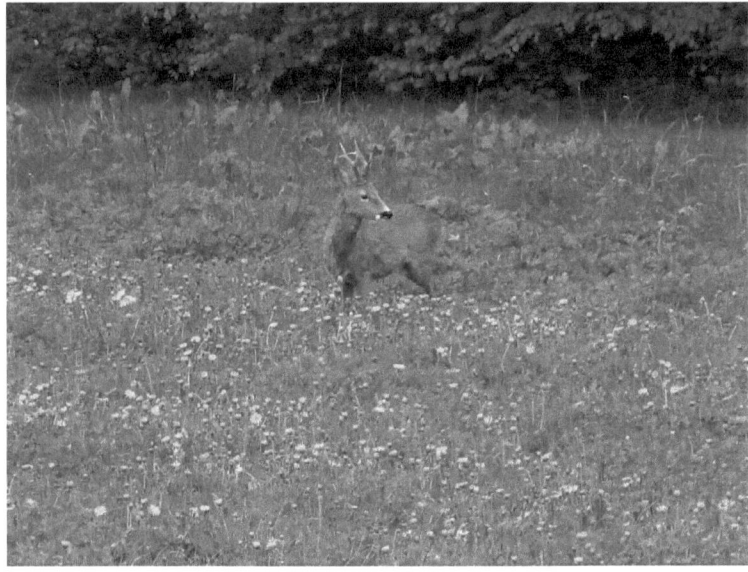

Les oiseaux

Non, notre vie n'est pas monotone, elle n'est pas tous les jours identique; notre vie fluctue, change avec des moments de grands bonheurs, de grandes tristesses.

Avez-vous déjà songé à quel point – par moments – nos vies sont envahies ? Du jour au lendemain, d'une heure à l'autre, d'une seconde à l'autre, notre espace peut être envahi sans que nous ne puissions empêcher quoi que ce soit. Vous arrivez, « débarquez » pour un pique-nique, une promenade en forêt, un moment privilégié pour vous. Vos cris, vos bruits, vos débordements perturbent l'harmonie, saccagent le lieu de recueillement et de ressourcement que vous pourriez trouver en forêt.

Vous arrivez et vous croyez que tout vous appartient. Vous vous étalez, vous prenez toute la place et parfois même vous vous disputez avec d'autres faisant croire (ou parfois même étant convaincus) que cet endroit vous appartient. Rien ne vous appartient sur terre , ni votre voiture, ni votre maison, ni vos enfants, ni votre femme, ni votre mari, ni votre chien. Vous devrez tout laisser lorsque vous quitterez ce plan, tout « abandonner », tout laisser derrière vous, vous ne pourrez *rien* emporter ; alors à quoi cela sert-il de se battre pour une place en forêt ? La forêt n'est-elle pas assez vaste ? Profitez-en mais dans l'amour et le respect.

Avez-vous songé que peut-être au-dessus de vos têtes, dans un arbre, bien cachés, des oisillons tremblent en entendant vos cris, votre musique « à pleins tubes » ? Et que font les écureuils, les renards, les insectes ? Ils ne peuvent tout de même pas aller chercher un autre nid, une autre tanière, un autre refuge, parce que vous êtes venus dans leur milieu.

Notre but n'est pas de vous interdire la forêt, surtout pas, mais de vous faire prendre conscience qu'en venant en forêt votre âme cherche quelque chose, votre âme aspire à quelque chose. Vous pouvez répondre que c'est vous avec votre mental, votre cerveau qui avez décidé, mais nous pouvons vous assurer que vous avez suivi l'impulsion de votre âme qui aspirait à se ressourcer, à se reconnecter à cette vibration de la terre, de la paix en vous, pour vous. Cette paix est quelque part en vous, mais vous avez à la retrouver, vous avez à lui permettre de reprendre sa place, sa dimension, son espace. Pourquoi l'avez-vous reniée, cachée si profondément en vous ? Nous vous assurons qu'elle existe et il suffit de lui tendre la main, de l'inviter à s'exprimer. Pourquoi avez-vous si peur de la tranquillité ? Qu'a-t-elle fait ? Croyez-vous vraiment qu'elle vous a oublié ?

La paix est une vibration de calme, d'amour où il n'y pas de jugement pour ce que fait ou a fait l'autre, ni comparaison, ni orgueil. Lorsque vous êtes en paix, vous êtes « tout simplement ». Vous vivez le moment présent, vous vivez l'amour pur et vous êtes. Il est clair que cela ne se vit pas d'un instant à l'autre. Il faut de la pratique, du courage et une certaine détermination vis-à-vis de vous-même. Vous avez à cesser de vous juger et surtout à essayer de vous pardonner chaque fois que vous ne réussissez pas à être tel que vous le désirez.

Vivre dans la paix demande une certaine « construction », une certaine suite dans les idées ; mais ne croyez-vous pas que vous utilisez aussi une certaine « suite dans les idées » en vous disputant avec les autres ? Vous tenez le « fil » de la rancune, de la colère, du jugement. Pourquoi ne pas tout simplement changer de fil ? Il y aura moins de tensions, car dans les disputes, les remarques, les reproches vous ne prêtez pas attention à la fatigue que cela génère. Cela est simplement normal et fréquemment de la faute de l'autre qui d'ailleurs pense la même chose.

Si tous deux vous utilisiez cette même énergie pour vivre dans la paix, vous constateriez rapidement à quel point la vie est belle. Avez-vous analysé l'utilité de vos disputes, la base de vos disputes ? Qu'y gagnez-vous en finalité ? Une gloire bien brève qui a un goût amer puisque la dispute n'est tout de même pas agréable. Et combien de temps profitez-vous des résultats de cette réussite ? Très peu de temps, car personne ni vous, ni l'autre n'a tiré une quelconque leçon de cette passe d'arme, car c'est bien de cela qu'il s'agit « d'une passe d'arme ». Chacun veut être gagnant, chacun veut savoir et prouver qu'il sait.

La situation d'ailleurs n'est pas meilleure si l'autre boude, se tait ou fait semblant d'obéir. Il y a dans ce cas-là, guerre latente, dispute latente et tout s'inscrit de la même façon que ci-dessus, sauf qu'il n'y a pas une dispute ouverte, ni des cris, mais il y a frustrations des deux côtés.

Nous vous disons vivez votre vie. Soyez dans la paix et ne faites pas semblant d'y être. Certains d'entre vous ne se disputent jamais, ne crient jamais, mais ils ne sont pas pour autant dans la paix avec eux-mêmes et les autres. Ils sont simplement contenus, car ils considèrent qu'il ne faut pas se disputer, ne pas contrarier, ne pas dire ce qu'ils pensent. Vous êtes des êtres à part entière et vous avez le droit de l'exprimer, non pas dans des cris, des colères, mais dans des faits, des choses vécues. Il ne sert à rien de se taire et faire « le poing dans sa poche » ; apprenez à vous exprimer sans revendiquer, sans lutter. Vous avez tous droit à la vie.

Vous avez tous droit à être. Permettez-vous-le par amour pour vous, dans la paix de qui vous êtes et pour la paix de vous-même en vous-même.

* * * * * * * * * *

Exercice

Respirez « dans votre cœur » et laissez la tranquillité intérieure s'installer.

Demandez à votre guide intérieur de vous permettre de contacter cette paix en vous demandez de la retrouver, de lui permettre de reprendre sa place, sa dimension, son espace en vous.

Vous pouvez vous poser les questions suivantes :

- demandez de comprendre pourquoi vous avez peur de la paix ?
- pourquoi vous fait-elle peur ?
- pourquoi semble-t-elle si lointaine, cachée si profondément en vous ?

Tendez la main à la paix en vous; acceptez de la ressentir, de la contacter, de prendre conscience de sa place et à quel point elle est prête à s'exprimer en vous, à travers vous.

Vous pouvez faire ce même exercice avec le mot respect en vous.

Les Elfes….. la performance

La performance….. quel mot à la mode. Tout est performance, tout se transforme en performance : une photo, un regard, un cadeau, un geste d'affection; tout se transforme en performance. Vous devez « performer » en tout, partout, tout le temps. Le rare moment où vous acceptez de vous détendre est peut-être dans votre salle de bain si vous y êtes seul......

Quelle est la base de ce besoin de performance ? Le manque de confiance en soi. Alors, vous performez ou vous voulez performer, vous jugeant sans cesse en disant que les autres vous jugent et que vous êtes bien obligé d'être performant. Qui vous juge ? Que se passe-t-il si vous n'êtes pas à la hauteur ? Arrêtera-t-on de vous juger ? Et si vous êtes à la hauteur ? Arrêtera-t-on de vous juger ? Arrêterez-vous de vous juger ? Non, car vous voudrez atteindre autre chose, atteindre un autre but, relever un autre défi. Vous vous dites les défis sont salutaires, ils poussent en avant, ils font vivre, bouger, se remettre en questions. Mais vous êtes dans « l'agir » et le paraître. Vous n'êtes pas dans l'amour de vous-même, la reconnaissance de vous-même. Vous existez par rapport à l'autre, par rapport à l'appréciation de l'autre, par rapport à ce que l'autre pense et dit de vous. Et vous où êtes-vous « là au milieu » ? Où existez-vous ? Par qui existez-vous ? Par quoi existez-vous ?

Il est temps de vous remettre sincèrement en question, depuis votre cœur et pour vous-même. Non pas pour plaire à l'autre ou pour garder l'autre ou pour vous fondre dans l'autre. Fondez-vous en vous-même, reconnaissez-vous, reconnaissez ce que vous aimez en vous, ce que vous aimez agir, ce que vous aimeriez créer dans votre vie. Votre vie est-elle vraiment cette émission TV, ce film, ce spectacle, cette maison, cette voiture ? Votre vie n'est-elle pas plus vaste que cela ? Votre vie n'a-t-elle pas une autre dimension ? Croyez-vous que le but de votre vie est d'avoir eu les plus belles voitures, les plus extraordinaires vacances, les plus belles plages, les réussites les plus pointues ?

La vie n'est pas coupée en morceaux, scindée en événements plus ou moins heureux. La vie est un ensemble, un tout, une globalité. Chaque instant est unique et – en même temps – chaque instant s'inscrit dans le tout. Il y a un « avant » et un « après », mais en même temps tout est dans le tout, tout est dans la globalité, tout est réuni, tout est ensemble.

Vous êtes unique et en même temps vous faites partie du tout. Alors pourquoi avoir besoin de la performance puisqu'elle fait partie du tout, mais que l'échec, la non performance fait aussi partie du tout ? Voyez-vous c'est comme si vous vouliez être meilleur que vous-même ou ne pas être vous-même. Vous sortez de l'axe de vous-même et vous êtes dans une dimension qui n'est pas vous.

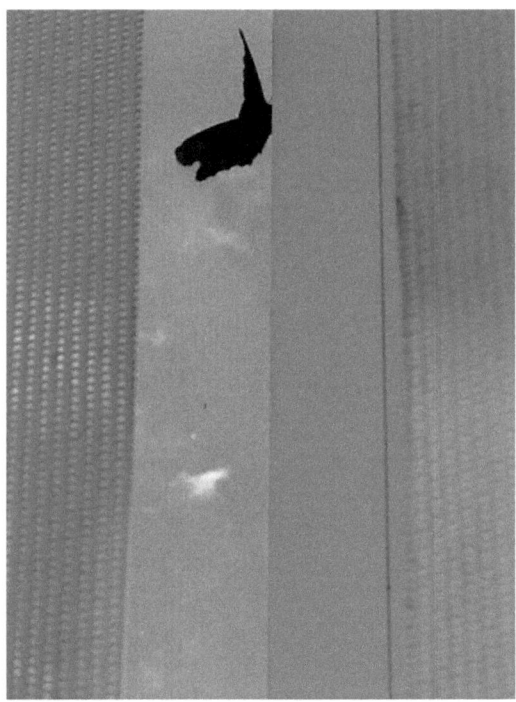

La performance et la non performance sont amies quelle que soit la situation. Ainsi vous combattez quelque chose qui restera uni, ami à jamais. La contre performance ne disparaîtra jamais tout comme la performance ne disparaîtra jamais, comme le jour et la nuit existent, comme la pluie et le beau temps se côtoient et sont indissociables. Qui a fixé les règles, les lois de la performance et de la contre performance ? Pourquoi cela évolue-t-il pareillement ? Aujourd'hui un résultat paraît une performance et dans deux ans, 10 ans, il sera une contre performance.

Pourquoi devriez-vous être tous les jours identiques ? Le soleil a-t-il moins de valeur pour vous lorsqu'il ne brille pas ? A-t-il accompli moins de performance s'il ne brille pas jusqu'à vous un jour ? Si le soleil ne brille pas, est-ce la faute des nuages ? Que serait la vie sur terre, sans pluie et sans nuage ?

Le besoin de performances crée des besoins tels que : il doit faire beau les week-ends ; les autres jours, c'est moins important. Puis, une pensée s'envole vers les personnes travaillant dehors…. alors il pourrait pleuvoir la nuit et tout le monde serait content.

Le flux de la vie ne fonctionne pas ainsi. Il y a des cycles sur terre et la terre vibre. Elle ne peut pas « satisfaire » tout le monde et pourtant elle est performante pour s'exprimer comme vous. Mais la terre se respecte. Alors, parfois, elle se « secoue » et crée des tempêtes, des mini-cyclones. Parfois, elle se secoue plus intensément et cela déclenche des raz-de-marée, des tornades violentes. En réalité, elle rééquilibre sa globalité. Un peu comme votre corps physique avec les maladies.

Chercher, poursuivre sans cesse la performance, ne vous permet pas de vous respecter. La performance dans votre travail, dans vos loisirs, dans vos relations de couple, dans vos amitiés, dans vos cours, dans vos enfants, dans tout.

Dans votre travail, vous vous plaignez car c'est le chef, votre chef qui est exigeant et demande la performance. Dans vos loisirs, ce sont les copains ou les copines qui vous poussent ou c'est vous qui les poussez....

Vos enfants doivent réussir, performer pour leur futur, pour réussir, pour pouvoir continuer de performer et d'expliquer aux autres comment performer. Votre conjoint, partenaire, doit performer pour pouvoir vous garder, vous mériter ou être encore aimé de vous. Quand vivez-vous ? Quand prenez-vous le temps de respirer pour vous, à votre rythme ?

Autorisez-vous de tester comment est votre vie si – durant 5 minutes – vous faites le choix conscient de ne pas performer….. d'agir simplement depuis vous….

* * * * * * * * * *

Exercice 1

Demandez à votre guide intérieur de vous montrer une situation (très simple de votre vie quotidienne, p.ex. un loisir, une tâche ménagère) où vous voulez performer. Laissez venir, sans vous juger, sans mettre des explications de « ceci est normal, je suis obligé, etc. ».

Prenez conscience que c'est vous qui décidez de performer, qui exigez de vous cette performance.

Qui vous fait croire, vous a fait croire que vous deviez performer ?
Pourquoi conservez-vous cette conviction ?

Demandez à votre guide intérieur d'intégrer que la performance ne vous détermine pas, ne vous donne pas votre valeur. Vous n'êtes pas la performance.

Puis faites le choix, de mettre en pratique dans votre vie ; même 5 minutes est un début….

* * * * * * * * * *

Exercice 2

Même principe, mais vous observez à quel point vous exigez de vos proches cette même performance….. et également comment vous réagissez s'ils ne performent pas selon vos attentes ?

Les Habitants de la Forêt

Avez-vous déjà remarqué à quel point le regard que vous posez sur l'autre influence votre contact avec cette personne ?

Premier contact, premiers regards; vous trouvez l'autre beau, charmant (nous ne parlons pas des attirances sexuelles) : aussitôt cette personne jouit de votre ouverture à son égard, de votre gentillesse, de votre écoute. La personne vous plaît et aussitôt tout ce qu'elle dit vous plaît ou du moins vous accueillez ce qu'elle dit avec intérêt. Au contraire, si ses gestes, manières, vous déplaisent, aussitôt vous observez ce qu'elle dit avec retenue, un regard qui juge, analyse.

Et toute la relation part sur cette base, sur ce premier coup d'œil, cette première appréciation : « j'aime », « je n'aime pas ». Et pourquoi ceci ? Parce que *quelque chose* de l'autre vous a plu ou déplu. Du coup, c'est ce que cette personne est dans sa globalité – selon vous – et vous oubliez qu'il y a beaucoup d'autres facettes, tout comme vous avez beaucoup d'autres facettes.

Dans la forêt, nous sommes tous amis; nous nous battons parfois, mais c'est pour la survie ou les jeux; ce n'est jamais par rapport à une apparence. Si – en forêt – le faible meurt, c'est parce qu'il n'a pas la possibilité de survivre ; ce n'est pas par jugement.

Dans votre société, un être peut mourir ou se donner la mort à cause des jugements, non point que la personne était faible et n'avait plus de moyens physiques de survie ; non elle n'avait plus les moyens moraux, psychiques de survie et ceci est dramatique. Dans votre société de performances, la personne doit performer et est jugée, évaluée par rapport à ses performances actuelles. Même si elle a réussi dans le passé, mais ne réussit plus actuellement, elle n'est plus *valable* et est – selon vous – bonne pour le rebut de la société. Combien de temps allez-vous continuer à renier ce que chacun est dans sa globalité ?

Etrangement, si une personne a agi « mal » dans sa vie, vous vous en souvenez à jamais et elle ne pourra jamais faire oublier ce pas de travers, cette erreur. En revanche, si elle a très bien performé dans le passé et ne performe plus maintenant, elle n'a jamais été quelqu'un. Comment cela se fait-il ? Pourquoi y a-t-il deux façons de juger ? Pourquoi tout le monde n'est pas évalué (et non point jugé) de la même façon ? Pourquoi le passé pour certain est si important et pour d'autres oublié ? Pourquoi une personne n'est-elle pas la somme de ce qu'elle est, mais dans l'amour et la compassion ? Comment voulez-vous arriver à être aimé vous-même, si vous ne commencez pas par évaluer tout le monde de la même façon ? Pourquoi pensez-vous si important de décider tout de suite qui peut être aimé, qui a le droit, le privilège d'être aimé par vous ?

Que de questionnements direz-vous, mais c'est en vous questionnant que vous arriverez à changer le monde, car le monde ne peut pas changer sans vous ; il a besoin de vous, de votre appui, de votre aide, de votre impulsion. Sans votre impulsion rien ne peut changer dans le monde, rien ne peut évoluer dans le monde.

Il faut qu'une impulsion d'amour et de non-jugement soit donnée, par vous, par elle, par lui, par eux, mais n'attendez pas que les autres commencent, commencez vous-même, commencez dès à présent et tous les jours à venir. Il ne suffit pas de donner une seule impulsion, il faut répéter l'impulsion tout comme vous avez répété les jugements. Songez au nombre de fois où vous avez jugé l'autre. Rendez-vous compte à quel point cela se « fait » automatiquement et comme ceci abaisse votre énergie.

Testez la différence et donnez une impulsion positive par jour pendant une semaine, puis deux par jour et ainsi de suite jusqu'au moment où vous ne compterez plus, car l'impulsion sera devenue naturelle et aura remplacé les jugements. Vous ne serez plus à compter, plus à juger et vous aurez commencé à vous aimer, à aimer l'autre, à aimer la vie. Nous insistons, l'amour commence par vous-même, mais parfois l'état de désamour est si grand qu'il faut commencer par un chemin de traverse : offrir à l'autre ce que l'on refuse de s'offrir à soi-même, offrir à l'autre le non-jugement pour commencer à se juger moins soi-même, car vos auto-jugements sont tellement lourds, habituels que vous ne vous en apercevez plus. C'est automatique : vous vous regardez dans le miroir et vous voyez le bouton sur votre nez ou le poil mal placé ou le nez soi-disant de travers, mais vous ne voyez pas votre visage, vous ne voyez pas les perfections de votre visage; vous voyez principalement les imperfections. Il en va d'ailleurs de même pour votre corps et de façon encore plus marquée.

Quelle est la dernière fois où vous avez pensé à votre corps avec un mot positif ? Nous parlons de positif non pas d'un mot dans l'orgueil ou la satisfaction de votre habillement. Avez-vous durant cette dernière année dit un mot d'appréciation au sujet de votre corps, d'une partie de votre corps ? Et un geste d'amour en conscience ? Avez-vous osé toucher votre corps en conscience ? Essayez, osez essayer la différence entre un geste rapide de soi-disant amour, puis un geste d'amour dans l'amour en sachant, acceptant ce que vous êtes en train de faire. Essayez, osez, comme vous le feriez à un bébé nouveau-né, comme vous le feriez à un jeune animal sans jugement, juste pour le plaisir du geste, juste pour oser le geste, juste pour vous donner le droit d'oser ce geste de douceur. Cela sera votre première impulsion de la première semaine. Quel geste, quelle impulsion oserez-vous demain ? Et permettez-vous aussi de répéter demain le geste de ce jour et ainsi de suite jusqu'au moment où vous ne devrez plus vous forcer pour oser, jusqu'au moment où cela sera devenu naturel, mais non pas machinal, ni mécanique, toujours en sachant ce que vous faites à cet instant précis.

* * * * * * * * * *

Exercice

Regardez votre visage ou la partie de votre corps que vous voulez toucher dans un geste d'amour ou un geste positif de douceur.

Demandez à votre guide intérieur de vous aider à lâcher les jugements habituels à l'égard de votre corps et d'entrer dans un espace de non jugement et d'amour, de respect à votre égard.

Faites un geste que vous faites automatiquement régulièrement ou que vous feriez. Prenez conscience à quel point vous n'êtes pas en contact avec votre corps lorsque vous agissez de la sorte.

Osez ensuite – en demandant à nouveau à votre guide son accompagnement – ce même geste mais dans l'amour en sachant, acceptant ce que vous êtes en train de faire. Si nécessaire, visualisez un bébé nouveau-né ou un jeune animal à qui vous feriez un tel geste d'amour et accordez-vous ce geste-là de douceur pour vous.

Remerciez et demandez de prendre pleinement conscience de la différence entre ces deux gestes.

REPETEZ fréquemment cet exercice en variant les mouvements que vous faites.

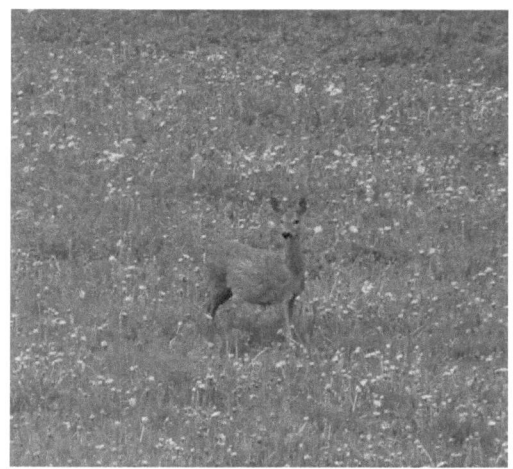

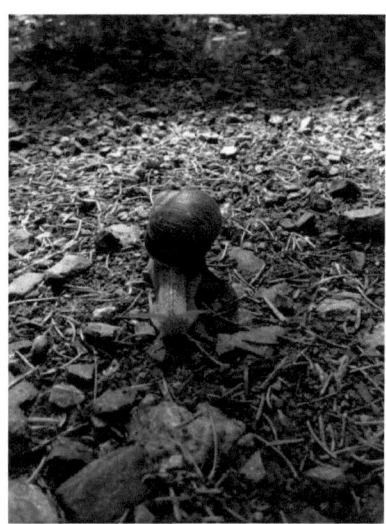

Les Fougères

1

Avez-vous observé la légèreté des fougères ? Nous sommes toujours légères même lorsqu'il pleut, même lorsqu'il neige, même lorsqu'il vente.

Avez-vous observé les relations homme – femme ? Quand sont-elles légères ? Rarement, très rarement même. Observez à quel point les attentes perturbent l'harmonie du couple. A sa formation, se sont les attentes de plaire, de satisfaire l'autre, d'être aimé. Lorsque le couple est formé, il y a attentes que l'autre change ou comprenne.

Il est temps d'offrir la légèreté à la relation homme – femme. Essayez de vous ouvrir sereinement à l'autre. Pourquoi l'autre vous voudrait-il du mal ? Pourquoi l'autre serait-il contre vous ? Qu'y gagnerait-il ? Ne cherche-t-il pas justement à avoir une relation avec vous ? Pourquoi cette relation devrait-elle s'instaurer dans les comparaisons, les insatisfactions ? Pourquoi tellement de réactions se déclenchent lorsque deux êtres entrent en contact ? Quelles sont ces barrières, barricades que vous dressez ? A quoi servent-elles sinon à vous couper de l'autre et surtout de vous-même ? Comment pouvez-vous entrer en contact avec un être si vous êtes coupé de vous-même ?

Observez le vent. Il souffle et nous les fougères nous balançons au rythme du vent dans la légèreté. Nous ne nous érigeons pas contre le vent, nous vivons avec le vent, à son rythme, suivant son balancement, son impulsion. Pourquoi ne pas vivre une relation de la même façon ? La relation est le vent, la relation sait où elle vous guide. Laissez-vous bercer par cette relation comme une douce vague. Laissez-vous être et acceptez l'autre, accueillez les situations sans mettre la femme, l'homme dans un carcan de convictions toutes faites.

Vivez la relation ; elle a sa propre vibration, son propre cheminement, comme une suite logique. Vivez-la sans combattre : en vivant le moment présent, en acceptant l'autre tel qu'il est. En ne décidant pas comment il

---

1

Le couple est aussi à comprendre dans le sens de deux personnes du même sexe.

est, ni comment il va réagir, ni ce qu'il pense, mais en vous occupant de ce qu'il se passe en vous dans cette relation. Vous ne savez pas ce que l'autre pense tant qu'il ne l'a pas exprimé. Combien de fois avez-vous décidé de ce que l'autre pense ? Et combien de fois cela était-il juste ? Avez-vous observé combien de colères et peurs vous avez eues sur une simple supposition ? Quel gâchis. Vous décidez ce que l'autre a pensé puis lui en voulez ou lui faites des reproches ou la tête ou vous l'expulsez de votre vie.

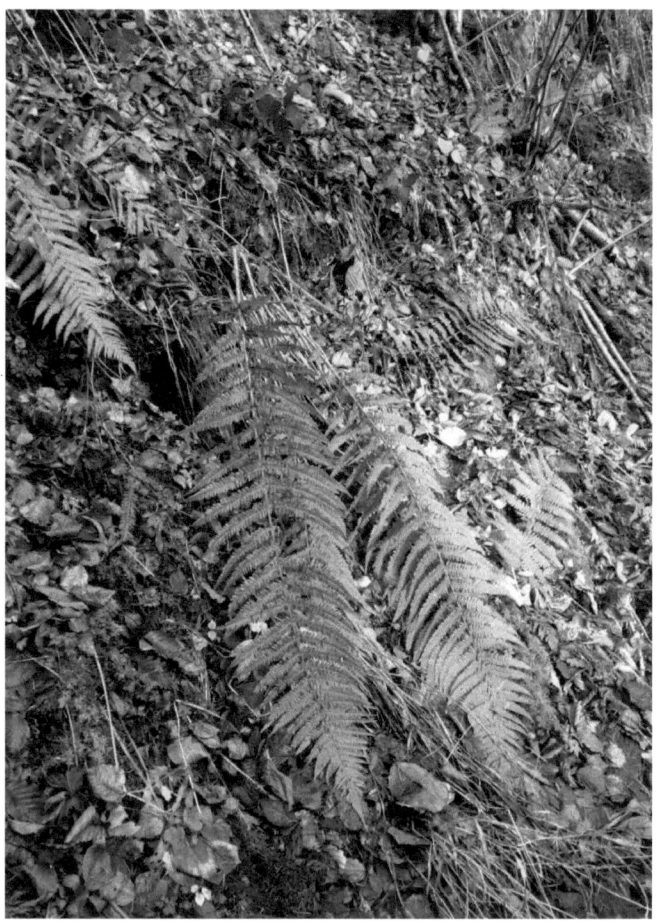

Lorsque l'autre ose un pas quelconque en votre direction, vous décidez ce que cela signifie puis vous êtes en émoi ou vous rejetez ou vous vous questionnez, perdant immédiatement pied dans votre être et votre vie, car perdu dans les suppositions. Dans d'autres cas, vous vous imaginez que tel sourire veut dire cela, que tel non veut dire oui, mais pas encore et ainsi de suite.

Vous n'êtes pas dans la réalité de l'instant. Vous êtes dans les rêves, dans l'imaginaire tentant de comprendre l'autre, d'imaginer l'autre alors que fréquemment vous ne vous comprenez pas vous-même.

Essayez un instant de vous positionner en vous-même et de constater quelles sont vos attentes, vos désirs, vos rêves, vos souhaits. Pensez-y sincèrement, le plus honnêtement possible. Ne vous limitez pas; songez vraiment à ce que vous aimeriez et offrez-vous le. Vous avez envie de tendre les bras, tendez-les et ne dites pas « je dois attendre que l'autre manifeste ». Vous avez envie de rire, riez sans vous juger ni vous moquer de vous.

Vous avez le droit à tous les rêves, tous les possibles, tous les impossibles, mais observez sincèrement ce que vous voulez; non pas ce que la société vous autorise ou vos proches ou vos limitations ou votre éducation. Autorisez-vous ce que vous voulez pour vous, pour vous-même, sans attendre que l'autre vous autorise. Vous n'avez pas besoin de l'autorisation de l'autre pour lui dire quelque chose d'aimable ; or vos jugements, vos peurs vous l'interdisent ; que va-t-il se passer si l'autre ne répond pas de façon adéquate ? Vous vous sentirez blessé, humilié, car justement vous voulez son approbation. Et ainsi votre vie s'écoule dans l'attente que l'autre, les autres approuvent vos faits et gestes.

Ce fonctionnement est particulièrement marqué dans la relation homme – femme car amplifié par la peur de perdre l'amour de l'autre….. Si l'autre désapprouve, vous pensez qu'il ne vous aime plus.

Cela vous projette dans cette dépendance homme – femme et tisse un réseau très compliqué dans vos relations, car la relation d'égal à égal est en fréquents déséquilibres par besoin d'obtenir consciemment ou inconsciemment l'approbation de l'autre, l'amour de l'autre. Progressivement, vous vous efforcez de deviner votre partenaire, vous taisez pour ne pas déranger, pour vous rassurer que tout va bien et ainsi fermez certaines portes en vous et également vers l'autre. Finalement, il y a rupture, car la relation est devenue tellement tendue ou insipide que l'un ou l'autre ou tous les deux y étouffe.

Globalement la relation homme – femme a à se « réinventer ». Elle était rigidifiée, mais il ne suffit pas de faire exploser les schémas ancestraux. Pensez aux fougères; elles vivent la légèreté; cette légèreté est à votre portée. Le processus est à placer depuis vous et la relation couple s'allégera également. Ouvrez cette porte en vous, puis une autre porte, puis encore une autre porte ; à vous de décider.

En vous enfermant, vous perdez la reliance à vous-même et à l'autre. Que risquez-vous en vous offrant cette opportunité ? L'autre sera peut-être heureux d'ouvrir avec vous pour découvrir une autre dimension dans votre relation apportant ainsi une nouvelle lumière dans une relation qui devenait écrasante. Qu'en pensez-vous ? Voulez-vous vous offrir la légèreté ? Elle est là à portée de mains, elle ne demande qu'à entrer en votre demeure et dans votre cœur par amour pour vous et par amour pour l'autre, pour l'amour de votre vie.

* * * * * * * * * *

Exercice 1

Prenez de quoi écrire.

Demandez à votre guide intérieur de vous aider à prendre conscience de votre positionnement face à l'homme (si vous êtes femme) / face à la femme (si vous êtes homme) :
- quelles sont vos croyances ?
- quelles sont vos peurs ?
- comment les jugez-vous ?
- comment vous jugez-vous face à eux / elles ?

Vous pouvez écrire « en continu » puis déchirer et brûler en demandant à être libéré de ces charges-là. Il s'agit d'une première étape qui peut vous permettre de conscientiser certains blocages, mais l'essentiel sera de modifier certains comportements dans votre vie quotidienne depuis vous et face à l'autre.

Ce même exercice peut se faire par rapport au couple et les croyances que vous avez.

* * * * * * * * * *
** ** ** ** ** ** ** ** ** **

Exercice 2

Demandez à votre guide intérieur de vous permettre de comprendre vos désirs, vos rêves, vos souhaits profonds d'accomplissement, ceux que vous n'avoueriez à personne, peut-être même pas à vous-même et notez-les.

Ne vous limitez pas; songez vraiment à ce que vous aimeriez, sans juger s'ils sont fous, irréalistes ou irréalisables. Il s'agit de souhaits de vie, sans rapport avec le matériel (pas un objet, ni gagner à la loterie, ni un autre corps). Ce sont vos rêves de vie, de réalisation de vie pour vous. Vous pouvez aussi penser à ce dont vous rêviez enfant…..

Autorisez-vous à prendre conscience de ce que vous voulez pour vous, pour vous-même, sans attendre que l'autre vous autorise. Aucun rêve n'est trop vaste.

Ensuite demandez à votre guide intérieur de vous permettre de prendre conscience des limites que vous vous fixez; sont-elles réelles ? Sont-elles imaginaires ? Sont-elles des peurs ?

Attention : le but n'est pas de chambouler totalement votre vie, mais de prendre conscience que tout est là, que rien ne vous interdit de réussir là où vous le souhaitez; rien ne vous sera apporté tout prêt, il est essentiel de reconnaître votre propre pouvoir intérieur tout en reconnaissant vos limites.

Au dessus de la Clairière

Pensez à venir vous régénérer en forêt; non pas seulement pour régénérer vos cellules du corps, mais surtout pour régénérer vos pensées. Essayez de ne plus penser à rien.

Ecoutez les sons de la forêt : le ruisseau, la cascade, les oiseaux, les insectes. Oubliez vos tracas, vos questionnements, car la « source » de tous vos ennuis, soucis, ce sont vos pensées. Bien sûr, il y a des événements dans vos vies, mais observez à quel point vos pensées les tournent en boucle. Un événement plus ou moins anodin se passe dans votre vie et vous y repensez très souvent. Pourquoi ne pas le laisser où il est et le reprendre le moment venu ? Remarquez à quel point vous pensez souvent à la même chose : un tel vous a dit cela ou fait cela et vous tournez la phrase dans votre tête et soudainement tout votre être est envahi par cet événement qui devient disproportionné.

Observons un cas « pratique » : vous rencontrez votre voisine qui – aujourd'hui – est préoccupée et vous dit à peine bonjour ou omet même de vous dire bonjour. Vous gardez cette image en tête, la ressassez plus ou moins, puis vous croisez le mari de votre voisine en voiture; il ne répond pas à votre signe, lui d'ordinaire si sympathique. Tiens donc, que leur ai-je fait ? Pourquoi m'ignorent-ils aujourd'hui ? Et si vous ne les croisez pas durant quelques jours ou que leurs comportements se répètent, vous aurez tôt fait d'avoir un problème avec eux. La vraie solution aurait été de simplement reconnaître la situation et allez de l'avant en songeant que tout un chacun peut avoir des problèmes sans que cela soit de votre responsabilité.

Bien sûr, il s'agit d'un exemple simple qui se rééquilibre rapidement, facilement ; mais remarquez le nombre de fois où vous imaginez la raison pour laquelle l'autre agit d'une façon ou d'une autre. Observez les dégâts que cela crée dans un couple, dans la vie de famille, au travail. Chacun imagine ce que l'autre a bien pu penser au lieu de se préoccuper de ce que lui-même a pensé. Que de crises seraient évitées si chacun s'occupait de soi, si chacun s'occupait de ses préoccupations. Le but n'est pas de devenir égoïste, mais de prêter attention à ses propres réactions émotionnelles pour corriger ses façons de fonctionner pour revenir dans l'énergie du cœur, de l'amour authentique. Lorsque vous vous préoccupez de vous-même, vous vous rendez compte que vous vous sentez blessé, voire rejeté lorsque l'autre ne vous salue pas, ne vous fait pas signe comme d'habitude. Une fois, votre blessure reconnue, vous pouvez vous rendre compte que l'autre ne vous a pas ignoré, rejeté, mais qu'il avait un problème, un souci, qu'il était perdu dans ses pensées, à résoudre son problème ou peut-être même à pleurer sur son problème. Du coup, vous pouvez ouvrir la porte de votre cœur à l'autre, vous pouvez accueillir sa façon d'agir et vous n'êtes plus blessé. De plus, vous n'êtes pas égoïste puisque vous-même n'êtes plus replié sur votre blessure.

Vous rendez-vous compte du nombre de situations qui se dérouleraient mieux dans votre vie ? Observez-vous dès le matin, dès le réveil. Le réveil ne sonne pas « contre » vous; il est votre allié pour que vous arriviez à l'heure au travail; il est votre allié pour que vous puissiez dormir tranquillement sachant qu'il sera là pour vous signaler l'heure de votre réveil. Et tout est ainsi dans la vie.

Presque chacun vit de cette façon. Vous avez le droit de commencer dès à présent de voir la vie différemment, car c'est vraiment une question de vision. N'attendez pas que cela soit les autres qui commencent. Commencez vous-même, dès à présent. Quel en sera le coût ? Aucun. En revanche, il y a de fortes probabilités pour que vous vous sentiez mieux.... si vous persévérez, car cela occupera votre mental autrement.

C'est à vous de choisir si vous voulez continuer de voir un problème dans presque chaque chose ou vivre en donnant sa chance à chaque situation. Le but n'est pas de faire du positivisme au point de se leurrer sur votre vie, mais vraiment de reconnaître la vie, ce que vous ressentez, ce que vous vivez. Ne vous cachez pas les réalités, vos réalités. L'exemple des voisins peut sembler « trop simpliste », mais c'est un point de départ facile pour comprendre un mécanisme et ensuite le reconnaître dans sa vie quotidienne : dans les relations amicales, la vie de couple.

Alors, commencez-vous dès à présent ? Nous vous encourageons à le faire sans tarder.

* * * * * * * * * *

Exercice

Demandez à votre guide intérieur de faire venir devant vous
une situation où vous avez décidé de ce que l'autre pensait de vous
OU
où vous avez décidé que l'autre
- ne vous aimait plus
- était fâché avec vous.

Laissez remonter votre déception, colère, rancune, tristesse; accueillez-les, observez-les puis confiez cette situation et ses charges à l'univers ou à vos guides de lumière ou … (ce qui vous correspond).

Prenez ensuite conscience du moment où vous avez « imaginé » la réaction de l'autre, au lieu de reconnaître votre réaction :
- qu'est-ce qui a déclenché ce raisonnement ?
- pourquoi avez-vous pensé que l'autre
  - ne vous aimait plus
  OU
  - était fâché avec vous
  OU
  - vous rejetait ?
- quelle blessure s'est réveillée à ce moment-là ?

Lorsque vous avez bien compris le schéma, demandez à votre guide intérieur d'intégrer cette leçon en vous et faites le choix de changer ce mécanisme dans la vie de tous les jours.

Cet exercice peut se faire quotidiennement au début pour bien comprendre ses schémas. Même si c'est toujours le même schéma qui revient, cela ne veut pas dire que vous n'avez pas compris, pas pris conscience du schéma, mais il est tellement ancré, il a été si souvent répété, qu'il est nécessaire de réitérer la prise de conscience.

Le Ruisseau

Connaissez-vous la possessivité ? Avez-vous observé les rouages de la possessivité ?

L'eau du ruisseau coule sur les pierres, sur le lit de la rivière librement. Rien ne retient l'eau ; les pierres, le sol ne retiennent pas l'eau. La pierre prend juste ce qu'il lui faut d'eau, tout comme le sol s'humidifie juste ce qu'il faut. Ni l'un, ni l'autre ne demandent plus que ce dont ils ont besoin. Tous sont libres, tous vivent à leur rythme dans le respect mutuel.

Qu'en est-il des rapports amoureux, des rapports dans le couple ? Chacun veut retenir ce qu'il veut de l'autre, chacun croit devoir obtenir quelque chose de l'autre.

Avez-vous remarqué comme l'autre fuit lorsqu'il se sent retenu ? Remarquez : vous êtes dans la rue, on vous pose une question et l'on essaie de vous retenir avec une foule d'autres questions; vous mettez tout en œuvre pour partir au plus vite. De même, lorsque vous êtes à un cocktail, un dîner d'affaires ou entre amis, avez-vous observé à quel point tout le monde se distancie de celui qui « colle » ? Pourquoi en serait-il autrement dans le couple, passé la première période de « fol » amour où l'on est prêt à tout sacrifier pour l'autre ?

Il est normal que chacun vive sa propre vie même en étant en couple. Il n'est pas sain de se couler dans l'autre. Il n'est pas voulu que l'un disparaisse dans l'autre, sinon pourquoi y aurait-il deux personnes ? Chacun a ses propres besoins, ses propres désirs, ses propres pensées et le couple est le pont qui réunit les deux personnes, mais le pont ne fait pas disparaître l'un ou l'autre.

Dans un premier temps, il est « normal » de tout vouloir connaître de l'autre, de tout vouloir partager avec l'autre ; mais cela est à muer en un échange réel et non pas en une sorte d'osmose qui sous-entend que l'un doit disparaître dans l'autre ; les deux entités ne sont pas identiques tout comme l'ADN n'est pas identique. Le couple a à respirer ensemble, mais chacun s'autorisant aussi sa propre respiration, sa propre vie. Chacun apporte beaucoup plus à l'autre en continuant sur sa propre voie, tout en partageant avec l'autre. Il y a échange, partage, communion, mais non pas une disparition l'un dans l'autre.

Regardez l'eau; elle coule dans le ruisseau et reste claire. Même si elle se mélange à la terre et devient boue pour un temps, elle redevient eau claire lorsque l'eau s'est détachée de la terre. Il y a comme partage pour un temps, mais l'eau demeure eau et la terre reste terre. Il est très important de comprendre ce mécanisme, car les partenaires du couple ne supportent plus – après un temps – les relations de possessivité. Très vite, l'un comme l'autre se sentira étouffer et partira en courant pour s'échapper à cette contrainte, même si l'amour, l'attirance demeure. L'humain est sur terre pour vivre une expérience d'amour, de partage.

L'image du couple a à se recréer. Vous verrez encore bien des couples fonctionner selon « l'ancien » schéma, car certains préféreront continuer dans un système qu'ils connaissent bien et qui les rassurent. D'autres couples auront le courage de se remettre en question et pourront en travaillant à deux remodeler leur couple, en modifiant sa base, son concept, son fonctionnement. Certains cesseront la relation ; il y aura ceux qui se remettront en question pour former – par la suite – un nouveau couple et ceux qui formeront un nouveau couple sans se remettre en question; leur nouveau couple connaîtra fort probablement les mêmes difficultés d'étouffement.

L'heure est venue de se questionner. La vie vous y emmène, vous encourage à revoir vos fonctionnements, vos points de vue, vos opinions. Cela signifie d'accepter de prendre conscience de votre vie, de ce que peut être votre vie lorsque vous la vivez en étant vivant depuis vous sans être dépendant de l'amour de l'autre. La vie est un hymne de joie.

Ecoutez l'eau « chanter » sur les pierres, dans les petits trous du ruisseau, au milieu des branchages et des fleurs. L'eau chante, l'eau passe, l'eau caresse, l'eau murmure. L'eau est une source de vie pour vous-même.

Pourquoi seriez-vous plus heureux intérieurement si l'autre répond à votre demande, si l'autre se plie à votre possessivité ? Etes-vous plus heureux lorsque vous répondez aux attentes de l'autre alors que cela ne vous plaît pas ? Etes-vous plus heureux lorsque vous acceptez de renoncer à une sortie pour ne pas blesser la possessivité de l'autre ? Est-ce de l'amour ? Pourquoi l'autre serait-il heureux de satisfaire votre possessivité, si vous n'êtes pas heureux de satisfaire celle de l'autre ? Où est l'amour dans tout ceci ?

L'amour c'est accepter certains compromis, mais pas dans la possessivité. L'amour c'est partager avec l'autre, mais dans la liberté d'être, la liberté de respirer, la liberté de vivre.

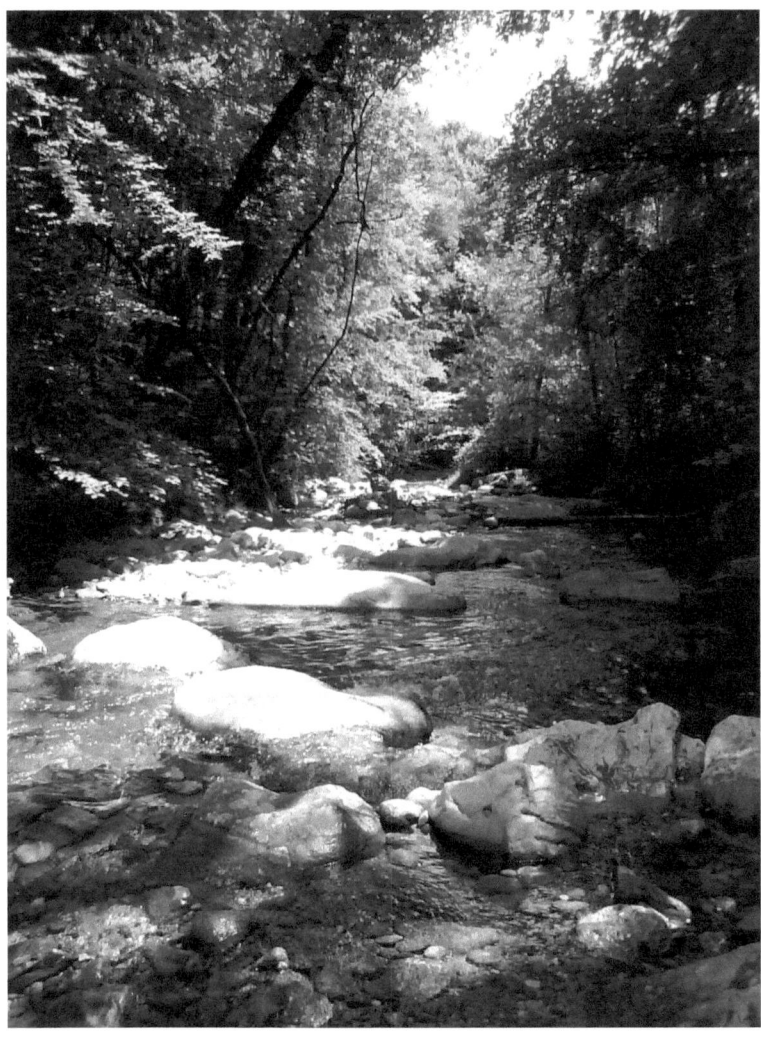

La liberté ce n'est pas n'en avoir rien à faire de l'autre. La liberté c'est respecter l'autre, tout en sachant qu'il nous respecte. La liberté c'est aimer l'autre au point d'être heureux qu'il soit heureux dans une activité sans nous. Nous ne disons pas qu'il faut papillonner d'une fleur à l'autre, mais osez vivre certains aspects de votre vie sans l'autre et accepter que l'autre vive quelque chose sans vous. C'est respecter que l'autre puisse voir un film, faire du sport, rire avec des amis en étant heureux, même sans vous. Cela n'enlève rien à l'amour de l'autre; cela régénère même son amour, car il vit, il respire et il pourra partager, raconter, dire. Bien évidemment, la jalousie empêche ce partage, car la jalousie a ses racines dans la possessivité : « comment peut-il rire sans moi, chanter sans moi, s'amuser sans moi ? ». Pourquoi l'amour serait-il limité ?

La possessivité asphyxie progressivement le couple, la vie du couple, la respiration de chaque partenaire. Finalement, l'un ou l'autre cherche sa respiration ailleurs, à l'extérieur, auprès d'amis, de relations plus légères.

Les enfants aussi subissent ce même problème de possessivité. Combien de mères ou de pères ont le cœur serré par la jalousie quand leur « petit » a un geste d'affection pour un autre, une autre ? Le pincement est léger, presque imperceptible, mais il est là et c'est le même fondement de possessivité que dans le couple.

Observez votre jalousie. Observez votre possessivité. Voyez comme tout cela freine votre respiration physique, l'expression de votre amour pour votre partenaire. Ce sont des entraves, ce sont des chaînes qui tôt ou tard vous feront du mal, car elles vous étoufferont ou étoufferont l'autre. Ce n'est pas un processus aisé que de sortir de ces schémas, mais là aussi, c'est le premier pas qui compte, puis vous rencontrerez les êtres qui sont prêts à vous aider à changer, lâcher ces schémas pour retrouver votre liberté intérieure. Elle n'est pas loin cette liberté; elle est prête à vous tendre la main pour retrouver le chemin de votre propre respiration.

* * * * * * * * * *

Exercice

Demandez à votre guide intérieur de vous montrer une situation où vous avez ressenti de la jalousie, de la possessivité. Demandez de ressentir la pression que cette situation a eue sur votre respiration.

Puis demandez à voir lorsque vous avez accepté la jalousie, la possessivité de votre partenaire comme étant normale, voire même une preuve d'amour :

      qu'avez-vous ressenti ?

      pourquoi acceptez-vous cette jalousie, cette possessivité ?

Prenez conscience de l'effet de cette situation sur votre respiration.

Lorsque vos perceptions sont claires, demandez à votre guide intérieur de pleinement prendre conscience de l'effet de la jalouse et de la possessivité sur vous.

Cet exercice peut être répété chaque fois que vous vivez une situation de jalousie ou possessivité avec votre partenaire ou une autre personne

La perte des êtres chers

Avez-vous observé à quel point vous avez peur de perdre vos enfants, perdre votre conjoint, perdre vos parents, perdre un être cher, perdre vos biens matériels, votre argent ? Combien d'êtres et de choses avez-vous déjà perdus ?

Pensez-vous chaque jour à dire merci « d'avoir encore », d'avoir conservé ? Pourtant, vous conservez bien plus que vous ne perdez, à commencer par votre propre vie. Avez-vous songé à mettre une valeur à votre propre vie ? Nous parlons de votre vie, le fait de respirer, de manger, de dormir, d'être, non pas de votre physique, de votre corps musclé. Car en vérité, vous n'êtes pas uniquement votre corps. Vous êtes un tout : une âme, un esprit, une intelligence, une personnalité et un corps. Vous êtes ce tout et non pas que l'image que vous renvoie le miroir. Vous êtes un tout, un peu comme votre maison, votre immeuble ne sont que l'extérieur de votre appartement.

Un appartement est « composé » de beaucoup d'éléments : les chambres, la cuisine, la salle de bains, les WC, le salon ; si vous ne vous préoccupez pas de l'une des pièces, votre appartement est néanmoins complet. De la même façon, vous êtes complet, mais vous ne vous en rendez souvent pas compte. Pourquoi un tel aurait toutes les qualités et vous aucune ? Ce n'est pas parce que vous ne les reconnaissez pas, qu'elles n'existent pas en vous. Vous avez en vous toutes les qualités, mais souvent vous ne vous autorisez pas à être ces qualités, vous les considérez *normales*. On vous a dit bête, nul et autres qualificatifs et vous les avez tous acceptés. Pourquoi minimiser vos qualités ? Elles sont là, en vous et vous les utilisez quotidiennement.

Lorsque vous avez peur de perdre les êtres chers par « abandon », rejet, vous reniez vos qualités. Non pas que personne vous quittera si vous reconnaissez vos qualités, mais vous ne vous jugerez plus comme nul ou incompétent et dans le même élan la culpabilité sera moins forte, car bien souvent vous vous jugez coupable lorsque l'autre vous quitte ou même meurt.

Vous ne pouvez influencer la vie de l'autre. Même lorsque l'autre vous obéit, vous ne pouvez diriger sa vie, car seule une partie de lui accepte d'être dirigée par vous. Chaque être possède le libre arbitre même lorsqu'il l'oublie ou semble l'ignorer. Prenez conscience que votre seul pouvoir est en vous.

Apprenez à reconnaître votre pouvoir en vous ; votre pouvoir sur vos peurs, vos angoisses, vos craintes ; le but est de ne plus les enfouir. En parallèle, faites grandir la confiance en reconnaissant vos qualités, afin que telle une jeune pousse, elles s'épanouissent et prennent toujours plus de place en vous. Imaginez ce jeune arbre en vous, vert de force, de vigueur et de joie de vivre, il ne demande qu'à se développer. Ce jeune arbre « confiance en vous » est comme le jeune enfant, il demande à grandir et à se développer; vous pouvez le reconnaître à n'importe quel moment; il est toujours prêt à « redémarrer ». Voyez-le avec amour tel un jeune animal, tel un bébé qui demande amour, affection, compassion. Chaque jour songez à lui donner quelque chose; confiez-lui une qualité que vous vous reconnaissez, un sourire que vous vous faites, une parole d'encouragement à votre égard, une félicitation à votre intention.

Si vous arrivez à imaginer cette confiance en vous tel un jeune arbre ou une plante ou une fleur, il vous sera certainement plus facile d'accueillir la confiance dans votre vie. La confiance est comme une perle, un joyau ; à vous de lui choisir une image de douceur, légèreté. Ne choisissez pas un cactus. Les cactus sont fort beaux, mais qui se risquerait sans peur à toucher un cactus même les yeux fermés ? Visualisez, imaginez cette confiance pour qu'elle puisse grandir en vous.

Et vous direz ... quel rapport entre la confiance et la peur de la perte des êtres chers ? En ayant confiance en vous, vous aurez de plus en plus confiance en votre propre vie, vos propres choix et automatiquement vous aurez confiance dans les choix que les autres font. Vous les jugerez moins, puisque vous vous jugerez moins et ainsi de suite.

Bien sûr, vous savez déjà tout cela... mais essayez, donnez-vous cette chance de découvrir la confiance en vous quelle que soit la situation, pas uniquement quand tout va bien et que vous réussissez en tout.

* * * * * * * * * *
** ** ** ** ** ** ** ** **

Exercice

Imaginez un jeune arbre, une jeune pousse; elle représente votre confiance en vous. Prenez conscience comme ce jeune arbre a besoin d'amour, d'affection, de confiance en lui.

Prenez conscience de vos qualités ; vous pouvez penser à une action précise et réfléchir quelles qualités vous avez vibré durant cet acte-là.

Essayez de reconnaître 3-4 qualités, mais dans la conscience présente (autant n'en reconnaître qu'une ou deux que plus dans la précipitation et la non conviction).

Imaginez que ces qualités sont comme des branches sur ce jeune arbre qui va se nourrir au travers de ses feuilles, ses branches pour grandir, grandir et s'épanouir.

Remerciez votre guide intérieur et demandez-lui de vous aider à reconnaître d'autres de vos qualités au fil des jours.

Répétez cet exercice pour permettre à l'arbre de grandir et surtout de reconnaître de plus en plus de vos qualités.

Suite

Dans la vie pratique, amusez-vous à penser à une qualité durant l'action pour nourrir votre confiance en vous.

Les Méditations

Quel est le but des méditations ? Pourquoi faites-vous ou pensez-vous devoir faire des méditations ? Pour vous connecter à la Lumière, à des êtres de Lumière ?

La méditation n'est pas un outil pour tout à coup aller toujours bien. Il est essentiel de mettre en pratique dans la vie réelle, dans la vie quotidienne, ce que vous avez compris, approché au cours de vos méditations. La méditation n'est pas une fin en soi, c'est juste le commencement de quelque chose, le début de vos découvertes, de vos changements.

Une méditation n'a pas besoin d'être sérieuse, vous avez le droit de vous détendre, de sourire, de vous sourire. Ce n'est pas un temps de sévérité ou d'austérité, mais un temps d'amour à partager avec vous-même. Comment voulez-vous vous sentir mieux après une méditation, si vous devez être sérieux et surveiller chacun de vos mouvements, chacun de vos gestes, chacune de vos pensées. Nous ne vous suggérons pas de vous disperser, mais permettez-vous de simplement calmer le brouhaha dans votre tête et vous sourire intérieurement. Ne cherchez pas à comprendre, ne cherchez pas à performer, à être le meilleur; soyez dans la détente, l'accueil, l'amour et la compassion envers vous-même. Soyez à l'écoute de vous-même, mais sans vous juger, sans penser au but à atteindre. Il n'y a pas de but à atteindre. La seule chose importante est de vous sentir bien, de vous sentir en paix avec vous-même, même si cela semble irréalisable. Comment voulez-vous, pouvez-vous croire à la paix sur terre, si vous croyez que votre paix intérieure est impossible ?

Souvent les êtres croient qu'il faut d'abord guérir l'autre ; cela n'est pas la réalité. Il faut en premier lieu se guérir soi-même, avant de vouloir demander à l'autre de se guérir. Si l'autre se guérit, vous serez toujours « malade »; toujours en déficience, car il ne s'agit pas de vases communicants. Chacun œuvre pour soi-même pour comprendre ses propres problèmes, ses propres pierres d'achoppement. Chacun doit trouver son chemin qui n'est jamais pareil à celui de l'autre.

La méditation est un outil merveilleux, mais votre monde l'a transformé. A quoi sert de méditer assidûment si – sitôt après – vous repartez dans les jugements, les colères, les rancunes, l'orgueil, le mépris ?

La méditation est un temps d'introspection qui peut se faire n'importe où, à n'importe quel moment pour autant que vous vous l'accordiez. Tous les rituels sont adéquats pour autant qu'ils ne deviennent pas un carcan. Les rituels sont là pour « préparer le chemin », préparer l'introspection. Les rituels sont à être souples et faits dans l'amour. C'est une préparation à la détente et non pas une contrainte de plus à vous imposer. Vous avez bien assez de contraintes. Les rituels servent à vous harmoniser, à vous préparer à être avec vous-même, un peu comme s'ils vous permettaient d'éloigner, d'oublier toutes vos préoccupations. Ils sont donc des amis, des compagnons; traitez-les comme tels, aimez-les comme tels.

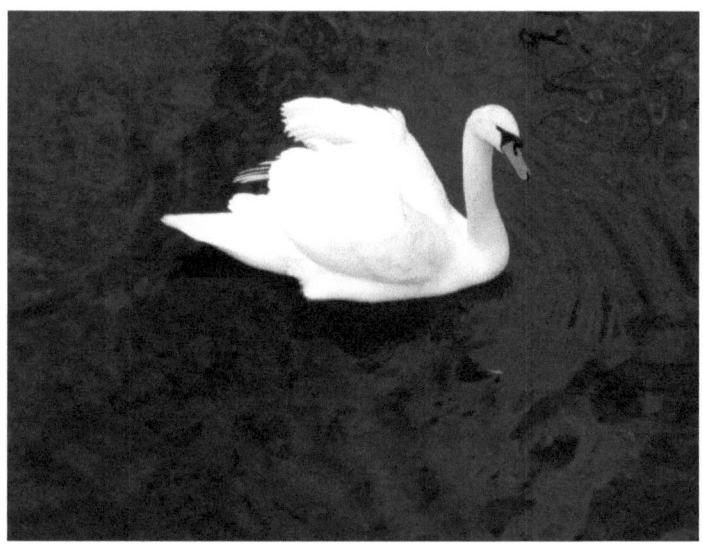

Les rituels vous conduisent dans un état qui va vous préparer à descendre le rythme de votre agitation intérieure, car même si vous croyez être calme, nous pouvons vous assurer que – pour la plupart d'entre vous – ce n'est pas le cas. Ces rituels varient d'un jour à l'autre, d'une méditation à l'autre. Un jour vous serez « tout de suite » prêt; un autre jour vous devrez répéter certains gestes comme pour mieux vous en imprégner. Si vous faites vos rituels plus ou moins automatiquement, vous ne pourrez vous rendre compte de ce dont vous avez réellement besoin. On n'entre pas en méditation, comme on entre dans son bain. Il faut se préparer, choisir ce qui vous correspond ce jour-là. Peut-être qu'en ce jour, une promenade consciente en forêt, au bord du lac, dans un parc vous fera plus de bien qu'une méditation assise. Peut-être qu'une carte vous permettra de comprendre ce que vous fuyez en voulant absolument méditer, alors que vous avez déjà vécu des interruptions. Il n'y a aucune obligation de méditer. Vous n'évoluerez pas plus vite si vous méditez tous les jours et que vous continuez de vivre toutes les autres choses comme d'habitude.

La méditation c'est un peu comme « apprendre une langue ». Si vous apprenez toute la grammaire, tout le vocabulaire, mais ne prononcez jamais un seul mot, vous ne savez pas la langue. Si vous méditez, méditez, croyez lâcher certains schémas et faire certaines prises de conscience et continuez de hurler sur votre conjoint, vos enfants, critiquez vos voisins, votre chef, etc. vous n'avez pas « intégré » puisque vous ne mettez pas en pratique dans votre vie.

Nous ne déconseillons pas la méditation, mais vous encourageons à « méditez » (si vous le souhaitez) et à surtout mettre en œuvre vos prises de conscience, mettre en action l'amour du prochain. A quoi sert d'envoyer de l'amour à la terre entière, si vous méprisez, pestez sur vos voisins ? L'action se passe en vous, autour de vous et non pas à des milliers, des milliards de kilomètres.

Soyez tout simplement amour pour vous, pour vos proches, vos amis, vos supérieurs hiérarchiques, vos collègues, la société dans laquelle vous vivez, car si chacun se préoccupe de ce qui est proche de lui, il y aura comme une cascade qui se créera, s'amplifiera.

Dans les « anciennes » tribus, ces tribus que vous vous acharnez à détruire en leur expliquant comme votre monde est meilleur que le leur, personne n'est abandonné ; tous partagent l'amour qui vient du cœur, non pas l'amour mental, l'amour du « porte-monnaie ». Ils s'entraident, se soutiennent. Bien sûr, les rivalités existent, mais elles ne sont pas la « toile de fond » de leur société, simplement un élément leur permettant une certaine organisation. Nous ne disons pas qu'ils représentent la société idéale, mais ils tendent vers un but commun, un accomplissement commun.

Dans vos sociétés, chacun agit dans son coin, rejette l'autre, renie l'autre, se renie soi-même et – tout à coup – veut défendre une grande cause croyant recréer l'équilibre parfait en quelques secondes, quelques minutes.

Nous vous proposons de vous fixer de petites étapes. Allez-y progressivement, pas à pas. Ne cherchez pas à prouver aux autres ce que vous faites, mais témoignez par votre façon d'être, votre façon de vivre, votre façon de vous aimer, votre façon d'aimer. Allez de l'avant chaque jour, mais selon votre cœur; le mental, les conseils d'autrui, les « tu devrais... » peuvent être entendus sans obligatoirement être suivis.

Vous vous sentez responsable d'une quantité incroyable de choses, de personnes, de situations. Or, vous êtes-vous déjà posé cette question « qui est responsable de moi ? » Vous êtes votre propre maître, vous êtes responsable de vous-même. Non pas dans la culpabilité « j'ai fait faux, je ne suis pas juste », mais dans la conscience d'assumer vos choix, d'assumer la responsabilité de vos actes depuis vous.

Dès que vous aurez pris conscience que vous êtes responsable de vous-même et aurez accepté de prendre cette responsabilité, votre vie changera d'axe ; votre vie sera.

* * * * * * * * * *

Exercice

Demandez à votre guide intérieur de vous montrer tout ce dont vous vous sentez responsable dans votre travail, votre famille, vos amitiés, votre couple.... (faites un sujet à la fois) :

- prenez conscience du poids de toutes ces responsabilités.
- demandez à voir / comprendre qui vous a dit que vous aviez ces responsabilités-là ?
- dans quelles mesures êtes-vous responsable de tout cela, de toutes ces activités, de toutes ces personnes ?

Demandez ensuite à voir qui est responsable de vous, selon vos convictions intimes, pas selon votre mental.

Prenez conscience de vos fonctionnements puis observez-les fréquemment dans votre vie quotidienne afin de les modifier progressivement.

Dans la vie pratique : ne pas agir depuis le mental en disant « je ne m'en occupe plus », mais posez-vous la question : « dans cette situation…. »

- suis-je responsable de l'acte de l'autre ?
- l'autre est-il suffisamment adulte pour assumer la responsabilité dans cette situation ?

Puis vous faites le choix conscient d'accepter soit de prendre la responsabilité consciemment, soit de laisser l'autre assumer sa responsabilité.

Cela allégera déjà votre vie…..

Les Chevaux - Près du manège

Nous sommes amis de l'homme. Certains nous craignent, d'autres nous aiment et d'autres nous ignorent. Nous ne laissons presque personne indifférent. A la base, le cheval a été utile pour l'homme pour les déplacements, pour accomplir certaines tâches. Cela nous a donné une incontestable importance, comme si nous faisions vraiment partie de vos vies.

Le cavalier était dépendant de sa monture, le cocher de ses chevaux; le palefrenier devait faire en sorte que le cheval se porte bien, fasse son travail; il le nourrissait, en prenait soin et sa vie, son salaire, son labeur dépendaient aussi du cheval. Cela a créé une sorte d'interaction très forte qui a marqué l'esprit humain.

Désormais, tout cela n'est plus le cas, mais vous portez en vous cette interdépendance, cet intérêt, même si vous vivez en ville. C'est aussi pour cette raison que beaucoup de personnes refusent de manger de la viande de cheval ; pourtant il n'y a pas de mal à manger de la viande. Personne ne vous interdit de manger de la viande quelle qu'elle soit; seuls vos jugements, vos croyances peuvent vous l'interdire, mais nous, animaux, ne vous l'interdisons pas, ni ne vous jugeons si vous en mangez dans des proportions adéquates.

Nous souhaiterions que toutes les opérations liées à notre abattage soient faites dans la conscience et l'amour. Vous nous direz : « comment peut-on tuer dans l'amour ? » Nous répondrons « cela est possible ». Dans les temps passés, lorsque l'homme vivait proche de la nature et dans l'amour de la vie et de la nature, il abattait des animaux pour se nourrir, pour vivre. Ce n'était pas encore dans le profit, le pouvoir, la domination et la surconsommation. Il y avait un cycle normal. Rien n'était poussé. Les choses, les gens, les animaux vivaient à leurs propres rythmes. On ne gavait pas les poules, les veaux, les moutons, etc. On les nourrissait dans l'espoir de les voir grandir, croître puis – lorsque le temps était venu – on les abattait.

Votre consommation de nourriture est standardisée au point de paraître normale ; il semble difficile d'imaginer qu'il existe d'autres façons de se nourrir. Si vous vous privez de nourriture, c'est parce que vous devez maigrir. Il est normal d'avoir un frigo plein, de manger trop certains jours, de se gaver au point d'avoir l'estomac prêt à exploser et de s'assoupir de lourdeur. Où est l'amour de vous-même dans cela ? Comment pouvez-vous prétendre vous aimer dans cela ?

Vous reproduisez sur vous-même ce que vous faites aux animaux. Vous nous gavez – sauf nous les chevaux – comme vous vous gavez. Vous semblez croire que vous faites preuve d'amour envers vos enfants en leur donnant de la nourriture trop riche, trop sucrée. Après leur repas, ils mangent un dessert plein de calories qu'ils devront éliminer d'une façon ou d'une autre. Pourquoi ne pas leur offrir un câlin à la place d'un dessert ? Le dessert est un placebo pour la tendresse, l'amour, mais il ne les remplace pas. Par la suite, il faut mettre en place des programmes de diététique, de réapprentissage de l'alimentation.

Regardez, nous les chevaux recevons des compliments, des « gâteries » lorsque nous avons agi juste, fait correctement ce que l'on attendait de nous. Il y a les beaux chevaux, les bons chevaux, les pur-sang, ceux qui vont réussir, ceux qui ont un potentiel aux sauts d'obstacles. Si nous ne répondons pas aux attentes, nous passons dans une autre catégorie....Pourquoi ne pas être dans l'amour en toutes circonstances ? Pourquoi ne pas nous aimer quoi que nous fassions ?

C'est pareil avec vos enfants, vos amis, vos amants, vos proches. Lorsque vos enfants naissent, ils ont tous les potentiels et surtout tous vos espoirs. Inconsciemment, vous attendez qu'ils compensent tout ce que vous n'avez pas eu ou pas fait. L'enfant grandit ; progressivement, il s'adapte ou ne s'adapte pas. Il entre dans des catégories successives. S'il ne répond pas à vos attentes, vous diminuez vos exigences et essayez de vous contenter de ce qu'il est ou vous rejetez cet enfant qui ne réussit pas. Vous vous jugez tout en le jugeant ; il porte une double responsabilité : il n'a pas réussi et il n'a pas répondu à vos attentes. Et l'enfant sent, perçoit très bien cela, mais il ne peut pas réagir ou plutôt il ne sait pas comment réagir; il a 2 solutions : rattraper son ratage ou continuer sur sa lancée et continuer à vous décevoir. Cela est ainsi depuis des générations et s'amplifie dans votre société de performances.

Nous les chevaux vivons la même chose. Si nous ratons une course, un saut d'obstacles; ce n'est pas un ratage, c'est uniquement une expérience qui n'a pas rencontré le succès escompté. Nous savons que vous avez tout pouvoir sur nous, mais nous vous respectons et vous aimons en toutes circonstances.

Pour votre enfant, c'est identique : s'il ne répond pas à vos attentes, reconnaissez qu'il s'agissait de vos attentes. Regardez ce que lui désire. Veut-il devenir cet excellent élève que vous désirez ? Quels sont ses potentiels ? Assurément il en a; nous en avons tous. Vous en avez également, mais bien souvent vous décidez ce que « doivent » être vos potentiels; vous décidez mentalement que vous devez être bons en ceci et cela, mais vous n'écoutez pas votre cœur et surtout ne vous « nourrissez » pas pleinement de vos réussites.

Laissez vos enfants exprimer ce qu'ils sont, mais dans le respect d'eux-mêmes et des autres. Etre libre ne veut pas dire être sauvage et se comporter n'importe comment. Etre libre et exprimer ses qualités dans le respect est une façon de vivre dans la conscience de soi-même.

Les animaux non domestiqués par l'homme savent être libres. Ils savent se respecter. Ils n'ont pas de réactions de non amitié entre eux. Lorsqu'ils se battent, il s'agit de question de territoire, de survie pour la nourriture ou de jeux.

Retrouvez cette façon de vivre librement dans le respect mutuel. Commencez par vous respectez vous-même et vous verrez que vos réflexes changeront progressivement. Aimez-vous pour pouvoir aimer les autres.

* * * * * * * * *

Exercice

Observez vos comportements face à la nourriture….

Lors de vos achats

En mangeant : faites ces exercices lorsque la première faim est passée, ce sera plus facile.

- Mâchez puis au moment où vous avez l'intention d'avaler, arrêtez-vous et essayez d'évaluer comment est la nourriture dans votre bouche. Vous serez probablement étonné de constater à quel point il y a encore de gros morceaux

- Essayez de mâcher 20x, puis stoppez, puis vous mâchez encore 10x….

- Posez vos couverts entre chaque bouchée afin de prendre le temps de mâcher

Les Elfes – Les obligations

Vous vous créez une multitude d'obligations : obligations de plaire, de performer, d'être aimé, d'être « à la hauteur », d'être admiré, d'être reconnu….. Pourquoi ne pas être ? Etre vous, être amour, être compassion, mais face à vous-même pour commencer.

Vous vivez dans la peur de ne pas être aimé; c'est votre plus grande peur. Ainsi vos gestes, vos pensées poursuivent ce même but : « couvrir votre peur de ne pas être aimé ». Cette peur est tellement ancrée en vous qu'elle en semble « normale ». Vous vivez avec depuis votre plus tendre enfance; elle fait partie de vous comme une seconde peau.

Or, la peur ne devrait pas vous gouverner. La peur vous fait observer l'autre, surveiller l'autre, évaluer l'autre et – dans ce mouvement – vous faites de même avec vous-même : vous vous jugez, vous vous évaluez, vous vous auto-punissez. Quand pour la dernière fois, vous êtes-vous sincèrement félicité ? Nous insistons sincèrement. Nous ne parlons pas des moments où vous êtes fier de vous, car ceci est composé d'une pointe d'orgueil et de doutes dans l'attente que l'autre confirme. Vous avez le droit de vous féliciter, tout comme vous avez le droit de vous aimer. Car « qu'est-ce que s'aimer ? » Est-ce vous reconnaître uniquement lorsque vous avez accompli un exploit ? Est-ce vous féliciter pour une promotion, une réussite spéciale ?

S'aimer c'est s'aimer à chaque instant, surtout lorsque vous avez échoué, raté quelque chose. Remerciez-vous de l'expérience. Vous avez raté le repas, raté un examen ? Observez la frustration mais également les efforts fournis, remerciez-vous pour ces efforts, félicitez-vous pour cela, puis tirez les leçons. Etiez-vous réellement convaincu ? Avez-vous réellement fourni les bons efforts ? Avez-vous poursuivi ce but avec conviction, volonté ou pour plaire à quelqu'un, pour être aimé de quelqu'un ?

La plupart des échecs ont pour base un non amour de soi-même, une non-autorisation à réussir là où l'on croit devoir réussir pour l'autre, pour la reconnaissance de la société. La cible est faussée. On veut tout en ne voulant pas et – du coup – les efforts sont démesurés par rapport à la réussite mitigée voire l'échec.

Dans votre société, l'échec est vécu comme une mort. L'échec est interdit, il est porté comme une honte. Même lorsque vous essayez de relativiser, vous vivez l'échec comme une punition. Parfois, vous regardez l'extérieur comme responsable de l'échec : un tel a été trop sévère, injuste, intolérant, etc.

Profitez de cet échec, de cette non réussite pour vous poser des questions, pour réévaluer certaines habitudes, obligations. Pourquoi ce non succès à ce moment-ci de votre vie ? Ne voyez plus cela comme une porte qui se ferme. Autorisez-vous à vous aimer même en cette circonstance. Cet échec peut être différent selon la vision que vous mettez sur cette expérience de vie, une leçon de vie qui vous permettra de grandir encore et encore.

Avez-vous observé comme vous vous souvenez plus de vos échecs que de vos réussites ? Vos échecs pèsent « plus lourds » que vos réussites auxquelles vous attribuez peu de valeur ; vous les oubliez bien vite, comme si elles étaient normales.

Les souvenirs des échecs dominent les souvenirs de vos réussites. Pardonnez-vous vos soi-disant échecs; aimez-vous malgré ou peut-être même grâce à vos échecs. Un échec a beaucoup de potentiel à vous donner, à vous apprendre, mais en vous jugeant, en vous méprisant, vous vous empêchez de vivre, comprendre ce potentiel. Et ainsi, vous répétez les échecs de toute nature puisque vous vous jugez.

Observez vos divers échecs. Observez leur similitude. Vos rapports humains dans votre vie privée, votre vie professionnelle sont entravés par le poids que vous mettez sur ces échecs, ces non-réussites. Vous repartez dans une nouvelle relation amoureuse ou une nouvelle activité croyant qu'elle va combler tout cela, croyant qu'elle va savoir vous rendre heureux. Mais il est difficile d'être heureux avec les autres si vous n'êtes pas heureux avec vous-même. Comment vivre avec l'autre, apporter à l'autre ce que vous ne ressentez pas pour vous-même ?

Vous faites partie de ceux qui s'aiment ? Félicitations. Cependant, comment vous aimez-vous ? Vous aimez-vous réellement vous-même ou aimez-vous ce que vous avez façonné ? Vous aimez-vous au travers de vos beaux habits, de votre réussite professionnelle, de vos enfants, de votre réussite financière ?

S'aimer réellement est tout un art, tout un cheminement, un parcours. C'est aimer chaque facette de vous, vos qualités, vos défauts, vos forces, vos erreurs. Cela ne peut se faire « d'un coup ». Autorisez-vous à progresser sur ce chemin, à y aller par étapes, par touches successives. Ne vous découragez pas.

L'un des moyens d'apprendre à se reconnaître commence par votre corps.

Votre corps est le véhicule de votre âme, mais il ne représente pas ce qu'est votre âme. Une personne handicapée physiquement n'a pas une âme moins belle que la vôtre. Le physique n'est pas votre âme, mais vous pouvez respecter votre corps physique pour ensuite apprendre à l'aimer. Respecter son corps ce n'est pas le maltraiter par des régimes, du sport à outrance ou des exigences de toutes sortes. Nous n'avons rien contre la musculature, mais encore une fois, s'il faut que votre corps soit sculpté pour que vous l'aimiez, vous ne l'aimez pas sincèrement ; la vénération n'est pas de l'amour.

Plus vous apprenez à respecter, aimer votre corps, plus vous saurez intuitivement, naturellement ce qui vous correspond. Lorsque vous poursuivez un but pour votre corps, vous cessez de l'aimer, de l'écouter. Inversez le processus ; apprenez à écouter ce dont votre corps a besoin, non pas ce dont vous avez envie mentalement, mais ce dont votre corps a besoin pour vivre et s'épanouir. Le gaver ou le priver n'est pas la solution. Plus vous serez sincère avec vous-même plus l'équilibre se fera naturellement.

Aimez-vous, aimez votre corps, mais dans le respect de vous.

* * * * * * * * * *

Exercice

Prenez une feuille, un cahier.

Pensez à un aspect de votre vie (p.ex. votre vie affective, vos expériences professionnelles, etc.) : écrivez vos échecs et vos réussites (deux colonnes séparées); notez tout, même les réussites / échecs qui semblent peu importants ; parfois, ce qui apparaît comme un détail peut faire ressortir quelque chose d'essentiel.

Lorsque votre liste est prête relisez vos échecs ; demandez à votre guide intérieur de vous permettre de prendre conscience

- pourquoi vous ressentez ces événements comme des échecs;
- qu'ont-ils en commun ?
- pourquoi vous font-ils souffrir ?

Ensuite acceptez ces échecs comme des expériences de vie; demandez à comprendre ce que ces expériences vous apprennent.

Puis relisez votre liste de réussites. Autorisez-vous à prendre conscience pourquoi vous les trouvez « normales »; pourquoi sont-elles si vite oubliées ?

Prenez conscience que vos réussites sont aussi importantes que vos échecs; ont au moins le même « poids »; félicitez-vous pour vos réussites.

Les Elfes du lac

Nous sommes comme un peuple « à part » bien que nous fassions partie de la grande famille des elfes.

En effet, il y a différentes « familles » d'elfes ; les elfes de la forêt ne se mélangent presque jamais avec les elfes du lac. Les elfes du lac sont un peu plus subtiles, plus éthériques que les elfes des forêts, mais cela ne change rien à leurs qualités.

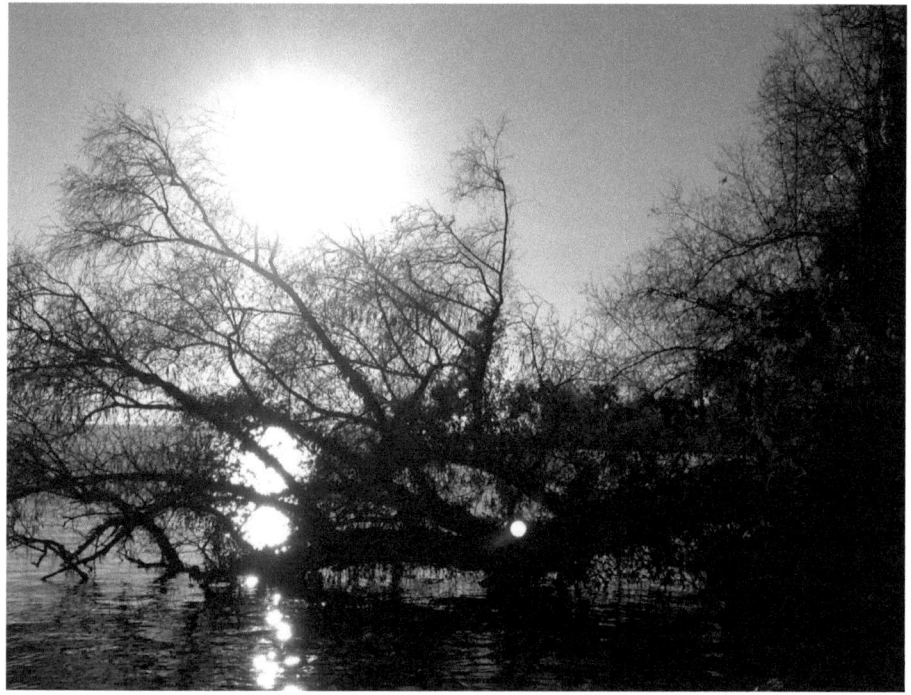

Vous mettez qualités « plus que », « moins que » ; tout ou presque est comparaison dans vos vies. Vous comparez la taille, la grandeur, la couleur et vous êtes rarement dans le non jugement puisque comparer induit presque systématiquement le jugement. Comment voudriez-vous comparer sans juger ? Cela est presque impossible. Bien sûr, il suffirait de changer la vibration de la comparaison, mais ce n'est pas si facile.

Observez : lorsque vous regardez deux cygnes, deux canards, deux mouettes ; aussitôt, vous cherchez à voir qui des deux domine, quel est le plus beau des deux, le plus fort, le plus coloré, le plus jeune, etc. Pourquoi ne pas tout simplement regarder ces deux volatiles tels qu'ils sont ? Ne serait-il pas reposant d'agir ainsi ?

Imaginez une seule journée où vous vous abstiendriez de comparer. Vous vous levez, sans comparer votre état d'aujourd'hui à celui d'hier, sans imaginer comme vous vous sentirez mieux demain ou ce soir ou après-demain. Vous vous levez et vous remerciez pour cette journée qui va être particulière, puisqu'elle est unique. Vous ne comparez pas votre humeur à celle de votre partenaire. Vous vous levez et vous dites que vous vivrez votre journée du mieux que vous pourrez. Vous allez vivre une journée unique, car vous l'avez décidé ainsi. Vous allez vivre cette journée telle qu'elle se présentera avec ses bons et ses moins bons moments. Qu'importe si votre pull préféré est taché ou non disponible; qu'importe si votre conjoint ne vous sourit pas comme vous le souhaitez. Allez de l'avant tout en prêtant attention à vos mouvements émotionnels. Et ainsi toute la journée. Si – un moment – vous oubliez votre bonne résolution, vous décidez simplement de reprendre ; puis vous observez à quel point vous vous sentez plus léger, à quel point les gens – autour de vous – sont plus agréables, plus souriants.

Bien sûr, il faut répéter et répéter encore ce genre de journée. Vous pouvez même décider de le faire durant une heure uniquement. La durée n'est pas essentielle ; ce qui compte c'est de donner l'impulsion, de commencer quelque part et de poursuivre à votre rythme ce changement.......

* * * * * * * * * *

Exercice

Demandez à votre guide intérieur de vous accompagner à prendre conscience à quel point les comparaisons sont automatiques dans votre vie; à quel point tout est comparaison.

Choisissez un sujet spécifique ; p.ex. lorsque vous marchez dans la rue et regardez les gens.

Demandez à le voir tel un film dans votre vision intérieure et de rester détaché des situations que vous verrez. Laissez ce film se révéler en vous, sans vous juger.

Demandez ensuite à prendre conscience de ceci et d'être prêt à en être conscient dans votre vie de tous les jours pour mettre en pratique une nouvelle vision de votre vie.

Les Carrefours de la Vie

Votre vie est composée de maints carrefours : ceux que vous voyez, percevez comme tels et tous ceux que vous n'imaginez même pas. Parfois, vous pestez car vous êtes en retard alors que ce retard vous permet – par exemple – d'éviter un accident ou de rencontrer quelqu'un.

Les retards ne sont pas négatifs. Vous les estimez tous négatifs, alors qu'ils vous apportent un message…. questionnez-vous :

- serait-il adéquat de modifier votre organisation ?
- ce retard vous permet-il d'échapper à quelque chose ?
- désiriez-vous réellement, sincèrement cette action ?
- pourquoi aviez-vous fixé ce rendez-vous, ce cours ?

Tant que vous assimilez un retard à un contretemps perturbateur, il est difficile de percevoir le message. Effectivement, vous n'aurez probablement jamais la preuve que vous avez échappé à un accident, mais du moment où vous envisagez le retard autrement, vous êtes déjà moins dans le stress et la colère à votre égard.

Si vous êtes systématiquement en retard pour votre travail, votre cours de yoga, de gym, etc., il est important de vous poser la question de ce qui vous dérange. Evidemment, vous avez besoin de gagner votre vie donc de travailler, mais peut-être y a-t-il quelque chose de vraiment trop dérangeant dans votre activité ? Peut-être n'admettez-vous pas le fait d'avoir à travailler pour gagner votre vie ? Dans ce cas-là, énumérez les avantages que vous avez en travaillant là où vous travaillez et en gagnant ce que vous gagnez. Soyez honnête avec vous-même. Pensez aux réels avantages y compris les vacances, les avantages sociaux, ceci n'est pas un dû. Vous travaillez, mais vous recevez en retour ; c'est un échange entre l'entreprise et vous, aucun des deux ne doit profiter de l'autre. Il y a échange d'énergie : vous faites votre travail; le patron, la société vous paie un salaire, vous offre une certaine sécurité et prend également des risques.

Lorsque vous avez compris cela, vous pouvez l'appliquer à tout dans la vie : il y a partout échange d'énergie. Vous achetez du pain : vous remettez de l'argent contre le travail du boulanger. Cet argent est la base de l'énergie perçue en retour de votre travail et vous payez le travail d'une autre personne ; et ainsi de suite.

Dans les sentiments, il y a aussi échanges d'énergie. Les émotions sont des énergies. Ainsi vous aimez quelqu'un; vous lui transmettez une énergie d'amour, de tendresse, de douceur. Vous recevez de même en retour si l'autre personne vous aime. Lorsque vous êtes dans la colère, la rancune, vous transmettez aussi une énergie et vous recevez en retour une énergie qui peut varier; peut-être l'autre aura la sagesse de rester dans une énergie d'amour auquel cas, votre colère tombera rapidement puisqu'elle ne sera pas alimentée. En revanche, si votre vis-à-vis répond par la colère ou la révolte, vos énergies se cumuleront et créeront rapidement une situation de tensions et de mal-être. L'énergie d'amour est la seule qui permet de vivre dans la sérénité quelle que soit la situation à laquelle vous faites face.

Vos réflexes de base ne sont pas dans la vibration d'amour puisqu'il y a très souvent cette notion de compétition, concurrence; quelqu'un doit gagner. Et pourquoi l'amour ne « gagnerait-il pas ? ». L'amour peut répondre à tout, faire face à tout ; pas l'amour possessif, jaloux (qui n'est d'ailleurs plus de l'amour) mais l'amour respectueux, aimant.

L'amour inconditionnel ne demande qu'à s'exprimer, qu'à se vivre. Lorsque vous arrivez à vivre l'amour inconditionnel, vous n'attendez rien de l'autre et vous apprenez à réagir autrement : ne plus répondre à la colère par la colère, mais en regardant l'autre en essayant de comprendre sa colère. Le but n'est pas d'accepter la colère de l'autre en baissant la tête, mais d'accueillir cette colère comme un état de réactions sans avoir à prendre position pour ou contre elle. Vous regardez cette colère et vous n'y adhérez pas, vous l'entendez et vous essayez de comprendre, de dialoguer ; vous ne jugez pas celui qui l'a exprimée. Peut-être est-ce le point le plus difficile : ne pas juger celui qui exprime de la colère ou tout autre sentiment peu agréable. Vous le regardez avec compassion, essayant de ne pas juger cette réaction, cette façon d'agir, vous « n'entrez » pas dans la même vibration. D'autre part, souvenez-vous que cette colère ne vous attaque pas; elle est une expression, mais elle est une expression de la personne en face de vous; elle ne remet pas en cause qui vous êtes. Elle est tout simplement, tout comme « vous êtes » tout comme l'autre est. La colère perd automatiquement de sa puissance dès le moment où vous ne la considérez plus comme « étant l'autre »; elle est simplement une expression, un moyen de s'exprimer, un moyen d'exprimer un mal-être, un sentiment refoulé.

Il y a plusieurs pistes pour « désamorcer » une réaction. A vous de choisir celle qui vous correspond; Aucune n'est meilleure que l'autre, mais l'une est forcément mieux adaptée à vous. Vous êtes tous des êtres uniques ; par conséquent, même si vous avez des réactions apparemment semblables, elles ont des racines variées. Chacun de vous peut trouver sa vérité, sa façon de vivre, sa façon d'être, sa façon d'évoluer.

Cependant une seule vérité pour tous : le respect de soi-même et des autres, mais le respect commence par soi-même. Impossible de respecter les autres si vous ne vous respectez pas vous-même. Ainsi, commencez par vous aimer vous-même. Apprenez à vous exprimer de l'amour inconditionnel à vous-même, en vous regardant avec amour, compassion, respect. Pour arriver à vous aimer, il faut commencer à vous respecter, respecter vos horaires, vos heures de repas, vos heures de sommeil, votre temps libre; cela inévitablement diminuera vos frustrations et par là même vous permettra de vous aimer ou du moins vous juger moins. Là sont les clés pour votre mieux être, car vous souhaitez être mieux, mais pour cela le processus a à être modifié. Il est indispensable de prendre votre propre vie en mains et d'aller de l'avant avec ce qui vous correspond et non pas ce qui correspond à la société, à votre voisin, à votre conjoint. Nous ne suggérons pas de tout rejeter, mais de reconsidérer votre vie et de décider dans le respect de vous-même ce que vous souhaitez vivre dans votre vie ici et maintenant.

Nous vous conseillons d'apprendre à établir des compromis conscients. Poser un questionnement intérieur conscient pour ensuite choisir en conscience du oui ou du non. Ceci amène le respect pour vous-même, mais également pour l'autre puisque vous ne serez plus frustré d'avoir dit un oui pour répondre aux attentes de l'autre.

* * * * * * * * * * *

Exercice 1

Acceptez de reconnaître et de lâcher vos croyances par rapport au mot « retard », p.ex. colère, mépris envers vous, etc.

Laissez venir ce que vous pensez de ce mot et à chaque qualificatif « négatif » le décrivant, envoyez de la Lumière et demandez à votre guide d'intérieur de vous accompagner à lâcher cette charge.

Si vous avez des difficultés à reconnaître ces qualificatifs, demandez de voir des situations vécues où vous vous êtes trouvé en retard ou où quelqu'un est arrivé en retard à l'un de vos rendez-vous.

Ne jugez pas ce que vous pensez de ce mot, accueillez et laissez partir cette vibration de jugement. Reconnaissez que chaque mot, chaque situation a son utilité, sa nécessité.

Lorsqu'il n'y a plus de qualificatif, demandez à votre guide intérieur de vous montrer une situation où vous êtes arrivé en retard et où ce retard vous a été bénéfique.

Remerciez votre guide intérieur et demandez à vous souvenir que ce mot « retard » est un mot comme les autres, porteur d'amour et de compassion.

* * * * * * * * * *

Exercice 2

Demandez à votre guide intérieur de vous guider à prendre conscience que le salaire que vous obtenez est une énergie qui « paie » l'énergie que vous mettez dans votre travail.

Laissez s'évacuer les tensions, frustrations en lien à votre travail….

Demandez à percevoir que l'argent est une énergie et qu'elle circule entre votre patron et vous, tout comme votre travail « circule » entre vous et votre patron / la société / l'entreprise où vous travaillez.

Remerciez votre travail, remerciez votre salaire.

Demandez ensuite de voir d'autres actions, p.ex. le travail de votre garagiste que vous payez (avec l'argent de votre salaire) pour le travail qu'il a accompli; le pain du boulanger, etc. Prenez conscience qu'il s'agit toujours d'énergie. tout est énergie sur terre.

Vous pouvez étendre cet exercice à l'échange d'énergie en toutes choses….

- dans une relation amicale (êtes-vous plus à l'écoute que l'autre, donnez-vous plus de votre temps… toujours ? Il y a évidemment de périodes où l'autre a besoin de vous)
- les échanges avec vos enfants (peuvent-ils toujours exiger de vous… ?)
- etc. ;

mais sans tomber dans l'obsession. .

La Fontaine

Les peuples qui habitent votre planète sont comme les diverses races d'animaux qui peuplent une forêt, une région forestière. Pourquoi est-il si difficile d'accepter l'harmonie entre vous ? Pourquoi tant de haine, de mépris, de concurrence alors qu'il y aurait suffisamment pour tous les peuples ? Pourquoi certaines personnes accumulent-elles tant ? Nous ne disons pas que vous devez vivre dans le dénuement, mais pourquoi avoir besoin de plusieurs appareils presque identiques, de millions ?

Il ne serait pas respectueux à votre égard de ne rien vous accorder, car cela serait refuser le flux de la vie ; simplement accepter d'avoir ce dont vous avez réellement besoin, mais ne pas s'oublier dans l'accumulation.

Il y a de plus en plus de scandales qui éclatent, car votre société a besoin de se rééquilibrer. Certaines personnes en sont arrivées à un besoin disproportionné d'accumulations pour satisfaire leurs peurs intérieures non reconnues ; elles ont perdu le contact avec elles-mêmes, le respect d'elles-mêmes et des autres. D'un autre côté, de plus en plus d'êtres prennent conscience qu'il n'est pas sain de suivre le chemin de l'accumulation. Ces scandales qui éclatent sont un cadeau à l'humanité entière ; entendez la leçon et comprenez que l'entassement de biens n'est qu'un entassement, qu'une satisfaction temporaire qui va appeler un autre besoin, un autre manque qui va appeler.... ainsi de suite.

Observez : votre vie change-t-elle profondément lorsque vous avez enfin acheté ce téléviseur qui vous « manquait » ? Combien de temps se passe-t-il avant d'avoir une autre envie, un autre besoin ? L'objectif n'est pas de vous priver de tout, mais d'acheter dans une autre vibration, dans un autre état de conscience ; acheter en étant conscient de ce que vous faites, en sachant que vous accomplissez un acte d'achat. Votre achat ne va pas changer votre vie personnelle intérieure; il va peut-être vous simplifier la vie, vous alléger des tâches, mais – en réalité – comment cela va-t-il agir ? Allez-vous profiter de cet achat pour avoir du temps pour vous ou pour courir après quelque chose d'autre ? Allez-vous profiter de cet achat pour prendre conscience que votre vie ne change pas intrinsèquement ? Un achat peut améliorer la qualité de votre vie, mais pour autant que vous choisissiez d'améliorer la qualité de votre vie. Sans y mettre de conscience, rien ne peut changer, vous avez à décider de prendre conscience; personne ne peut le faire à votre place.

Il est illusoire de méditer pour « sauver la planète » si – en parallèle – vous continuez votre vie comme avant. Comparez : si vous faites de la gymnastique à outrance – pour sculpter votre corps – mais que vous vous nourrissez comme d'habitude de nourriture grasse, de soda et autres, votre corps ne va pas changer vraiment, il changera pour un temps, mais pas fondamentalement puisque vous ne lui aurez pas fourni les éléments, nutriments lui permettant de se construire..

Pour votre âme, c'est identique ; vous lui donnez une certaine alimentation : méditation, yoga, etc. Et après vous l'oubliez totalement et repartez dans vos courses effrénées : course au pouvoir, à la réussite dans divers domaines. Que devient votre âme durant ces moments-là ? Ne pensez-vous pas que vous délaissez une partie de vous ? Il n'est pas nécessaire de vivre constamment dans la méditation, mais il s'agit de vivre de plus en plus en conscience tous vos actes afin de voir la vie différemment, de voir les choses, les objets, les gens avec un autre éclairage, dans une autre conscience.

Avez-vous regardé l'eau d'une fontaine autrement que de l'eau qui coule, un peu comme celle qui coule du robinet de votre salle de bains ? L'eau qui coule du goulot d'une fontaine a une vibration joyeuse, une vibration de vie, de joie de vivre. Evidemment, nous parlons de l'eau d'une fontaine « naturelle », mais l'expérience est identique avec l'eau coulant dans un ruisseau, une rivière; même l'eau de pluie exprime la joie de vivre.

L'eau est la source de vie; vous êtes composé de beaucoup d'eau. Vous pouvez voir plein de « diamants » en regardant l'eau couler dans le scintillement du soleil. L'eau est source de vie; source de votre vie. Chaque jour, pensez à remercier l'eau que vous utilisez. Même si elle a été enfermée dans des canalisations, traitée, nettoyée, elle reste source de vie, même si elle n'a plus la légèreté de la joie de vivre de l'eau libre.

Vous pouvez d'ailleurs tirer la leçon pour vous-même : même si vous êtes enfermés dans vos vies, vous êtes source de vie, car vous êtes la vie incarnée sur terre. Votre « enfermement » ne tient qu'à vous-même. Vous avez la clé et connaissez les portes à ouvrir pour sortir de votre enfermement. Mais le voulez-vous ?

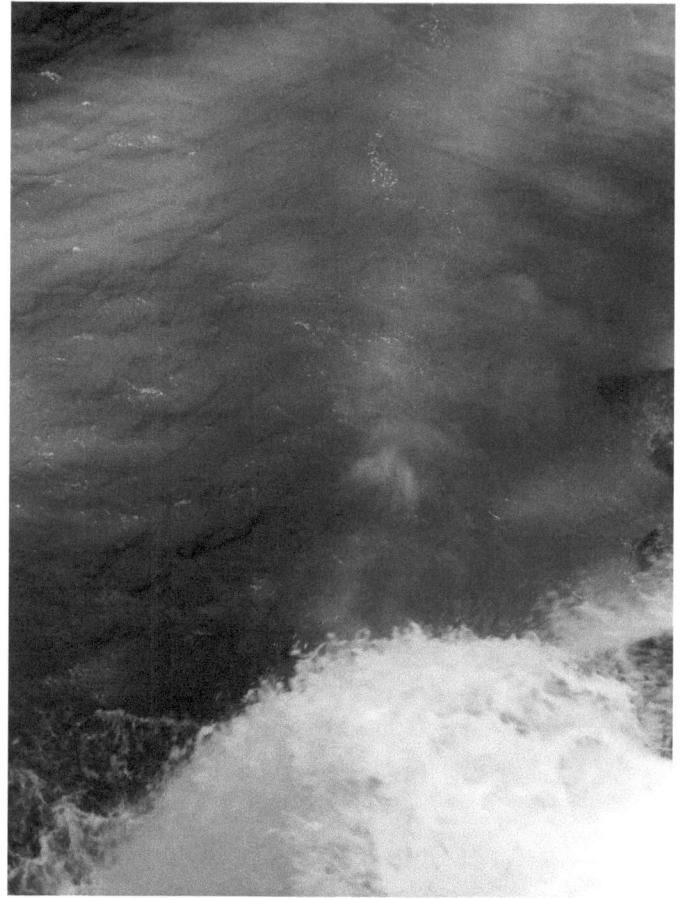

Pourquoi avez-vous peur de ne pas être comme les autres ? Pourquoi avez-vous peur d'exprimer vos différences ? Pourquoi l'opinion des autres vous empêche-t-elle de vivre votre vie d'après vos propres schémas, vos envies, vos désirs, vos souhaits ? Qui a dit que les autres détiennent la vérité ? Et peut-être font-ils comme vous ? Ils disent haut et fort ce qu'ils pensent être acceptable dans la société ? Et si vous vous risquiez à dire une chose autre, une chose venant du cœur ? Puis vous regardez, observez ce que l'autre dit. Peut-être ne dira-t-il rien ou vous contredira-t-il ? Ne prenez pas cela personnellement; n'insistez pas, mais réessayez une autre fois, avec quelqu'un d'autre et ainsi de suite.

Nous vous assurons que vous rencontrerez des personnes ouvertes, qui pensent comme vous, mais qui ne se permettent pas de le dire. Ne vous mettez aucune pression; vous avez le temps, tout le temps. Un pas après l'autre. Vous avez tout le temps. Autorisez-vous-le.

* * * * * * * * * *

Exercice

Demandez à prendre conscience de la façon dont vous avez acheté votre dernier objet ; celui qui semblait indispensable à votre vie. Cela peut être une petite ou une grande chose.

Prenez conscience à quel point il vous semblait que cet objet était indispensable à votre vie.

- Quel(s) argument(s) avez-vous utilisé pour vous-même (ou envers une autre personne) pour vous convaincre que cet objet était indispensable ?

Ensuite demandez à prendre conscience de ce qui a réellement changé dans votre vie ? Prenez-en pleinement conscience. L'argument utilisé était-il réellement correct, s'est-il réalisé ?
Puis demandez à voir combien de temps s'est écoulé avant que vous ressentiez à nouveau cet appel indispensable pour un autre objet.

Lorsque vous avez pleinement conscience de la situation demandez à en tirer la leçon, non pas pour ne plus faire d'achat, mais pour être dans la vibration de la conscience et être honnête avec vous-même lors de votre prochain achat.

La 1ère étape peut être simplement de reconnaitre *j'ai envie de cet objet car je crois qu'il va me rendre heureux* ; ceci amène déjà de la conscience dans votre acte d'achat.

Les noisetiers

La transmission sous cette forme se termine ce jour; non pas que tous les sujets aient été abordés, mais une première étape se termine.

Nous avons voulu vous faire prendre conscience de la vie de la nature, mais surtout de votre vie, de vos schémas de vie. Nous espérons que vous aurez appris beaucoup de choses au travers de nos messages; remarquez nous ne disons pas grâce à nous, car nous sommes simplement des messagers, tout comme vous pouvez être, vous pourriez être des messagers de Lumière.

En réalité, fréquemment, vous pourriez transmettre des messages, aider vos proches par des messages, mais très souvent vous préférez rester replié sur vous-même, vos préoccupations, vos obligations, vos peurs. Vous courez dans votre vie, oubliant que votre vie n'est pas la somme de vos activités et actions. Votre vie est bien plus que cela. Votre vie c'est ce que vous aurez compris en quittant la terre, ce que vous aurez appris, ce que vous aurez conscientisé, car seuls ces éléments-là demeurent.

Prenez le temps de réfléchir à votre vie, de vous demander ce que votre vie doit être ou devrait être pour vous, non pas selon votre conjoint, votre partenaire, votre chef / patron ou vos enfants…… Votre vie vous appartient. Elle n'appartient à personne d'autre même si on essaie de vous le faire croire. Votre vie est à vous; vous en être le maître même si vous avez donné ce pouvoir à quelqu'un d'autre. Personne ne vous interdit de reprendre le pouvoir de votre vie ; votre vie est à vous. Pourquoi seriez-vous né pour satisfaire les besoins d'autres personnes ? Pourquoi seriez-vous né si c'est pour obéir à quelqu'un ? Vous ne devez obéissance qu'à vous-même. Cela vous étonne-t-il ? Demandez-vous pourquoi « on » a voulu vous faire croire autre chose ? Pourquoi avez-vous cru autre chose ?

Voyez-vous les arbres s'appartiennent même lorsqu'ils sont en sylviculture. On nous « coupe », mais nous nous appartenons. Quelqu'un a – semble-t-il – le pouvoir sur nous, mais ce n'est pas le cas, car notre « âme » nous appartient, personne ne peut nous la prendre tout comme personne ne peut disposer de vous sauf si vous vous soumettez à ce quelqu'un.

Sur terre, votre âme est « dans » votre corps physique; par conséquent, votre corps physique vous appartient. Reprenez le pouvoir sur votre corps physique, vos pensées, votre mental, votre cœur, votre âme. Tout cela commence par vos pensées .... soyez attentif à vos pensées. Ne les laissez plus partir dans tous les sens; ne les laissez plus être manipulées par les médias, vos amis, vos proches. Vous avez le droit d'avoir vos propres pensées, vos propres opinions. Personne n'a le droit de décider pour vous ce que vous appréciez ou n'appréciez pas et ce n'est pas parce que vous avez toujours aimé quelque chose ou quelqu'un que vous devez à jamais aimer ce quelque chose ou quelqu'un.

Nous ne vous invitons pas à la rébellion, car cela n'est pas constructif. D'ailleurs, la rébellion surgit lorsque vous vous taisez trop longtemps et acceptez trop longtemps quelque chose qui vous déplaît. Au contraire, si vous faites face à vos pensées, une à une, et les admettez progressivement une à une, vous créerez votre vie au lieu de la vivre selon des schémas stéréotypés. Vous avez le droit de décider ce qu'est votre vie, ce que sera votre vie; personne ne peut, ne doit vous dicter votre conduite, mais attention, vous avez à faire de même : respecter les choix de l'autre, encourager l'autre à faire ses propres choix selon ses envies, selon sa vie, même si cela ne va pas dans le sens où vous le désirez.

L'autre a autant le droit de vivre sa vie selon ses choix que vous avez le droit de vivre selon vos choix; c'est le droit à la réciprocité. Cela bouscule, car il est plus facile de s'arroger des droits que d'accepter les droits de l'autre. Et pourtant, en le vivant, vous constaterez à quel point chacun est plus heureux, chacun respire à nouveau et est plus agréable. Bien évidemment, il ne faut pas tout chambouler d'un coup; vous n'avez pas appris toutes ces habitudes en un jour. Il faut donc persévérer dans vos efforts et agir un jour après l'autre en vous félicitant de chaque étape franchie qu'elle soit réussie, mitigée ou ratée. La transformation ne peut se faire en une seconde. Vos premiers efforts n'auront peut-être pas d'effets visibles, mais faites-vous confiance et continuez. Demain ou après-demain vous constaterez peut-être un changement.

La patience est votre meilleur atout. Imaginez le bébé se développant en milieu utérin, puis ses premiers mois de vie : il ne parle pas, ne court pas, ne chante pas, mais tout est en formation. Voyez-vous en formation, en évolution et faites-vous confiance.

Nous vous aimons et nous vous accompagnons à chaque seconde. Nous sommes liés d'une façon ou d'une autre, nous faisons tous partie du tout

* * * * * * * * * *

Exercice

Demandez à votre guide intérieur de vous montrer une situation où vous donnez le pouvoir de votre vie aux autres (il s'agit de moments où vous vous sentez très bousculé, où vous avez l'impression de n'avoir plus de temps pour vous).

Demandez à voir ce que cela a apporté à l'autre, aux autres, puis à vous-même. Prenez conscience à quel point vous avez le sentiment de ne jamais en faire assez....

Demandez ensuite à voir comment cette situation se serait déroulée si vous aviez choisi consciemment en étant dans la conscience que vous avez le pouvoir dans votre vie.

L'autre personne / les autres personnes vous aurai(en)t-elle(s) moins aimé ?

Demandez à intégrer cette *leçon* pour cette situation-là et de vous en souvenir le plus souvent possible dans des situations similaires afin de reprendre le pouvoir dans votre vie (non pas le contrôle).

Puis à répéter avec d'autres situations plus *complexes*.

Les Couleurs

Quelques mois plus tard, j'ai reçu encore ce message….

Regardez, accueillez la magnificence des couleurs de l'automne ; elles portent en elles la douceur, la chaleur de l'été ; elles sont en quelque sorte le résultat, la concrétisation de votre été ; elles brillent de tous leurs feux, tout leur éclat, sous le soleil.

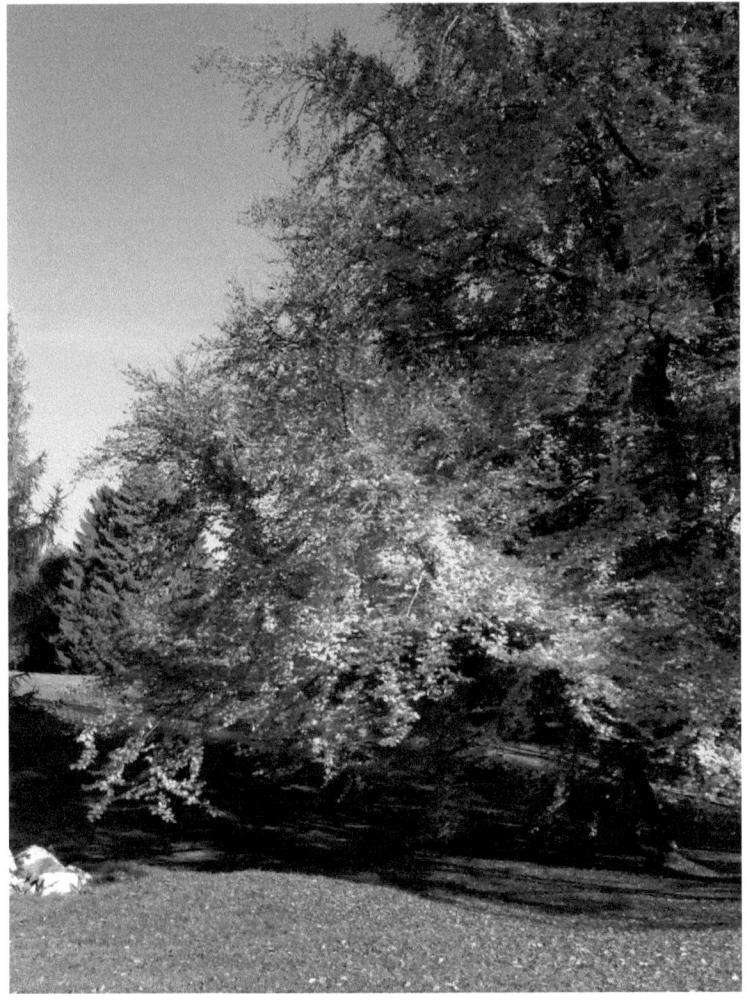

Sous la pluie, ces mêmes couleurs brillent, mais plus subtilement ; bien souvent vous ne le remarquez pas, vous ne les voyez pas, trop occupé à pester contre la pluie.

Les couleurs – qu'elles quelles soient – sont porteuses d'espoir, porteuses de vie ; mais le remarquez-vous ? N'êtes-vous pas trop occupé à vivre votre vie dans le stress, la course ?

Relâchez votre rythme. Permettez-vous de regarder où vous êtes, où vous en êtes de votre vie. Quel en est le bilan ? Où est le bonheur, la joie de vivre les couleurs de l'automne, de vos habits ? Essayez durant quelques jours, quelques minutes, quelques heures de penser, vivre selon les couleurs. Découvrez ce que les couleurs ont à vous transmettre. Chacune d'elle a une histoire pour vous, rien que pour vous. Découvrez leur « odeur », leur « texture », leurs « paroles ».

Ce n'est pas un processus impossible. Chacune vous attend, vous personnellement pour faire un bout de route ensemble.

Essayez de les découvrir au travers de vos habits, des objets qui vous entourent. Parlez-leur pour qu'à leur tour, elles vous parlent. Si vous êtes dans la fermeture, vous ne recevrez que fermeture ; le dialogue sera impossible. Si vous êtes dans le dialogue, dans l'ouverture, dans le « c'est possible », vous découvrirez de nouveaux mondes, de nouveaux espaces, de nouveaux plaisirs.

La couleur n'est pas statique ; elle est vibration même dans un habit, un objet. La couleur est espoir. Si elle est désespoir pour vous, rejet ou peur, dites-le lui en lui demandant de vous accompagner dans sa découverte, dans sa vibration. Demandez-lui le chemin, le secret de cette peur, ce rejet.

Chaque couleur est amour. A vous de découvrir le chemin d'amour pour chaque couleur ; à vous de découvrir ce que recèle chaque couleur, à vous de vous offrir cette découverte d'amour, cette découverte de vous-même au travers des couleurs, de chaque couleur.

Laissez tomber vos idées préconçues. N'imaginez rien. Regardez la couleur comme si vous la voyiez pour la première fois, comme si vous ne la connaissiez pas, puis laissez venir les impressions, les senteurs, les ressentis.

Certaines couleurs vous paraîtront douces, enveloppantes, chaleureuses ; d'autres seront froides, distantes ; ne vous attardez pas sur ces ressentis, ces états et laissez la couleur parler ; apprivoisez-la, accueillez-la et découvrez ce qu'elle a à vous dire, à vous faire découvrir.

Les couleurs sont là pour vous, à chaque seconde. Découvrez-les et partagez votre vie avec elles. Accueillez-les dans votre vie. Vous ne les « verrez » plus jamais de la même façon ; elles sont lumière, elles sont espoir, elles sont clarté, elles sont.

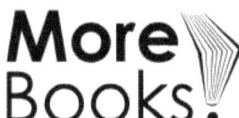
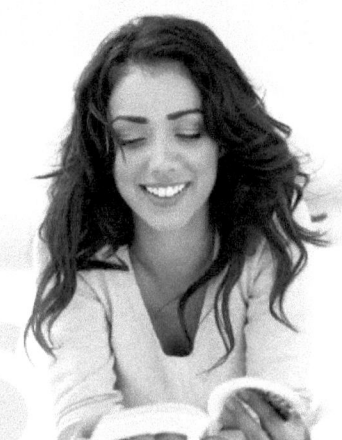

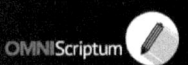

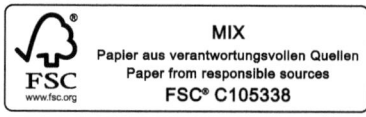